中华医学会心血管病分会心脏康复学组推荐

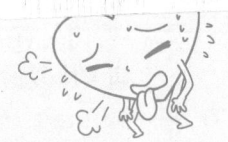

心脏康复
百问百答

江 巍 杨新春 主编

山东科学技术出版社
·济南·

图书在版编目（CIP）数据

心脏康复百问百答/江巍，杨新春主编.—济南：山东科学技术出版社，2021.10（2022.10 重印）
ISBN 978-7-5723-1071-3

Ⅰ.①心… Ⅱ.①江… ②杨… Ⅲ.①心脏病-康复医学-问题解答 Ⅳ.① R541.09-44

中国版本图书馆 CIP 数据核字（2021）第 204785 号

心脏康复百问百答
XINZANG KANGFU BAIWEN BAIDA

责任编辑：徐日强
装帧设计：孙　佳

主管单位：	山东出版传媒股份有限公司
出 版 者：	山东科学技术出版社
	地址：济南市市中区舜耕路 517 号
	邮编：250003　电话：（0531）82098088
	网址：www.lkj.com.cn
	电子邮件：sdkj@sdcbcm.com
发 行 者：	山东科学技术出版社
	地址：济南市市中区舜耕路 517 号
	邮编：250003　电话：（0531）82098067
印 刷 者：	山东联志智能印刷有限公司
	地址：山东省济南市历城区郭店街道相公庄村文化产业园 2 号厂房
	邮编：250100　电话：（0531）88812798

规格：16 开（170 mm×240 mm）
印张：7　　字数：140 千　　印数：4001~6000
版次：2021 年 10 月第 1 版　印次：2022 年 10 月第 3 次印刷
定价：28.00 元

主　编　江　巍　杨新春
副主编　范志清　吕渭辉
编　者　（以姓氏拼音排序）
　　　　　陈昊昱　陈　涛　陈贤坤
　　　　　党晓晶　范瑀轩　李艳芬
　　　　　李思毅　苏擎源　杨曦艳
　　　　　周景想　周凯欣　朱珲莹

前 言

在人生旅途中，衰老与疾病如影随形。人类医学的本质除了治病救人，还应包括人文关怀，其目的是促进和维护人类在"生老病死"过程中的身心健康和生命活力。

得益于当代医学科学的昌明，经过争分夺秒的抢救，无数患者被医者从鬼门关拉了回来。但是，很多患者却仍留下后遗症，严重影响其生活质量，同时，还面临着居高不下的疾病复发风险。这是作为医者最深的遗憾！因此，应对疾病，我们认为"预防－治疗－康复"三者必须齐头并进，不允许任一环节出现短板是我们当前迫切需要面对的问题。目前，我国已进入老龄化社会，以高血压、冠心病、慢性心力衰竭等为代表的心血管慢性病已经成为人民健康的"头号杀手"。要打败这个高患病率、高致残率、高死亡率的"杀手"，使心脏康复，正是我们"预防－治疗－康复"三位一体实践的一件神兵利器和必备法宝！

在过去的40年里，中国的心脏康复已逐步发展成为涵盖药物治疗、运动锻炼、营养饮食、心理睡眠、生活方式、危险因素控制等多个方面交互作用的一门综合性学科，已日益成为决定心血管病医疗质量及患者生活质量的重要环节。当今，如雨后春笋般出现的心脏康复中心，在充满机遇的同时，也面临着"重治疗、轻康复"的传统医疗管理理念及患者健康知识缺乏等等的挑战。

心脏康复一直致力于推动每一位患者主动行为方式的改变。通过充分的心脏康复知识宣教，培养疾病自我管理能力，让患者成为自我管理的"内行病人"。这是我们的心脏康复计划能够持续而有效进行的强大内在驱动力，也是解决上述限制心脏康复事业发展瓶颈的必要途径。为了实践这一理念，我们长期不遗余力地进行着心脏康复知识的科普工作。

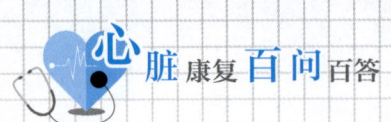

  这次我们将相关疾病的心脏康复知识精心筛选提炼、编写汇聚成书，期间数易其稿、字字推敲，"披阅三载，增删五次"，可谓用心良苦！本书图文并茂，语言通俗易晓。患者读之毫无障碍、必有所获，其专业性和科学性又得到严谨遵循，医者读之亦多有裨益。本书之付梓，可谓"博施于民而能济众"！

杨新春

2021年9月写于首都医科大学朝阳医院

目录
CONTENTS

医师，您说的"心脏康复"是什么？ ……………………………… 001

五大处方的基本内容 ……………………………………………… 002

心脏康复对心脏病患者有什么益处？ …………………………… 003

心脏康复从什么时候开始？持续多久结束呢？ ………………… 004

心血管疾病的危险因素有哪些？ ………………………………… 005

有人说降压药开始吃了就不能停，是这样吗？ ………………… 006

高血压对我们的身体有哪些损害？ ……………………………… 007

日常生活中有哪些方法可以帮助我控制血压？ ………………… 008

我有高血压，但我没有任何不适，还需要服用降压药吗？ …… 009

我体检发现血压升高，是不是就得了高血压呢？ ……………… 010

在家里测量血压时有什么注意事项？ …………………………… 011

我的血糖正常吗？ ………………………………………………… 012

糖耐量异常是糖尿病吗？ ………………………………………… 013

糖化血红蛋白是什么？ …………………………………………… 014

得了糖尿病就需要打胰岛素吗？ ………………………………… 015

糖尿病患者能吃水果吗？ ………………………………………… 016

人们常说的"好胆固醇"和"坏胆固醇"是什么呢？ ………… 017

我血脂检查的指标正常，医师为什么还是让我吃降脂药？ …… 018

听说降脂药很伤肝，是这样的吗？ ……………………………… 019

我的血脂很高，平常该注意什么？ ……………………………… 020

高脂血患者膳食评价表 …………………………………………… 021

高脂血症膳食指导 ················· 022
我胖吗? ·························· 023
什么是苹果型肥胖?什么是梨型肥胖? ······ 024
腹型肥胖有哪些危害? ················ 025
我的体重超标了,如何进行体重管理呢? ···· 026
吸烟对心血管有害吗? ················ 027
我有"尼古丁依赖"吗? ··············· 028
吸烟者尼古丁依赖检验量表 ············ 029
戒烟都有哪些办法? ················· 030
多次戒烟总是失败怎么办? ············ 031
什么性格容易得心脏病? ·············· 032
吃得太咸对身体有什么影响? ·········· 033
睡眠不好对身体有什么影响? ·········· 034
吃安眠药会上瘾吗? ················· 035
我得了心脏病后心情很差,凡事打不起精神,很容易发脾气,是怎么回事? ··· 036
什么是动脉硬化? ··················· 037
"心绞痛"和"心肌梗死"是怎么回事? ···· 038
冠心病的预警信号有哪些? ············ 039
放进血管里的"支架"会掉下来吗? ······ 040
阿司匹林可以长期吃吗? ·············· 041
冠心病患者可以通过服用丹参、三七来替代阿司匹林吗? ············· 042
硝酸甘油是"救命药"吗? ············· 043
看新闻说有人猝死了,我们如何避免呢? ··· 044
"早搏"是怎么回事? ················ 045
什么人需要安装起搏器? ·············· 046
安装起搏器后有哪些注意事项? ········· 047
心脏病患者能进行性生活吗? ·········· 048

目录

心脏病患者可以开车吗？可以坐飞机吗？ ······ 049

心脏手术后还能恢复工作吗？ ······ 050

各个工作岗位的强度 ······ 051

心脏康复中提到的运动对身体有哪些益处？ ······ 052

完整的心脏康复运动训练包括哪些内容？ ······ 053

运动前一定要热身吗？ ······ 054

运动后一定要放松和拉伸吗？ ······ 055

出现什么情况不适合进行运动康复？ ······ 056

运动中需要关注哪些问题？ ······ 057

运动中出现不舒服该怎么办？ ······ 058

我可以通过运动治疗高血压吗？ ······ 059

我可以通过运动降糖吗？ ······ 060

我平时锻炼挺多的，这是不是就算"运动康复"呢？ ······ 061

我每天走一万步，运动是否足够？ ······ 062

什么是运动强度？ ······ 063

什么才是合适的运动强度？ ······ 065

心肺运动试验 ······ 066

目标心率 ······ 067

主观运动强度（Borg 指数） ······ 068

"做家务"和"日常活动"能代替运动吗？ ······ 069

人们常说的"有氧运动"是什么？需要吸氧吗？ ······ 070

心脏病患者可以"撸铁"吗？ ······ 071

跑步、打球、游泳，我要选哪一个？ ······ 072

我平时有腰痛、膝盖痛的毛病，该怎么运动呢？ ······ 073

中医气功锻炼对心脏病患者有好处吗？ ······ 074

太极拳锻炼对心脏病患者有什么效果？ ······ 075

太极拳有杨式、陈式、吴式……哪一种更适合？ ······ 076

心脏病患者进行太极拳锻炼过程中应该注意什么? ………………… 077
我可以练习八段锦吗? …………………………………………………… 078
八段锦对心脏病患者有哪些好处和注意事项? ………………………… 079
静坐冥想对心脏病患者有用吗? ………………………………………… 080
心脏病患者如何进行中医养生? ………………………………………… 081
心脏病患者在不同季节里应该怎么养生保健? ………………………… 082
电视广告里的心脏病保健品可以服用吗? ……………………………… 083
心脏病患者可以喝保健药酒吗? ………………………………………… 084
我得了心衰病,医师要我控制饮水量,那我还能喝汤吗? …………… 085
听说得了高血压就不能吃人参,是这样吗? …………………………… 086
红参、生晒参、西洋参等各类参该如何选择? ………………………… 087
什么是"药食同源"?什么是"药膳保健"? ………………………… 088
心脏病患者可以用的"药食同源"的食材有哪些? …………………… 089
冠心病患者有哪些"药食同源"的食物可以选择? …………………… 090
听说吃木耳、芹菜能降压,是真的吗? ………………………………… 091
大家常说"以形补形",心脏病患者吃猪心能补心吗? ……………… 092
高血压可以选择哪些药膳用以保健? …………………………………… 093
冠心病患者可以选择哪些药膳用以保健? ……………………………… 094
心衰患者可以选择哪些药膳用以保健? ………………………………… 095
心律失常患者可以选择哪些药膳用以保健? …………………………… 096
心脏病患者适合艾灸治疗吗? …………………………………………… 097
高血压病患者可以进行中药足浴吗? …………………………………… 098
高血压患者日常可以对哪些穴位进行按摩保健? ……………………… 099
冠心病患者日常可以进行哪些穴位按摩保健? ………………………… 100
心律失常患者可以进行的中医外治法有哪些? ………………………… 102

医师，您说的"心脏康复"是什么？

心脏康复是以患者为中心，包括医师、护士、康复医师、营养师、心理治疗师等多学科医疗人员参与的针对发病前的预防、发病后的康复及病后预防再发，为患者制订个性化的康复治疗方案并实施治疗的一个综合治疗过程。心脏康复项目可以帮助患者通过积极主动的身体、心理、行为和社会活动的训练，改善心血管功能，使患者在身体、精神、职业和社会活动等方面恢复正常或接近正常，阻止或延缓疾病的发展过程，减轻残疾和减少再次发作的危险。

结合我国国情，我国的心脏康复专家提出的适合中国人的心脏康复"五大处方"，主要包括以下几个方面：运动处方、营养处方、心理处方、戒烟处方和药物处方。

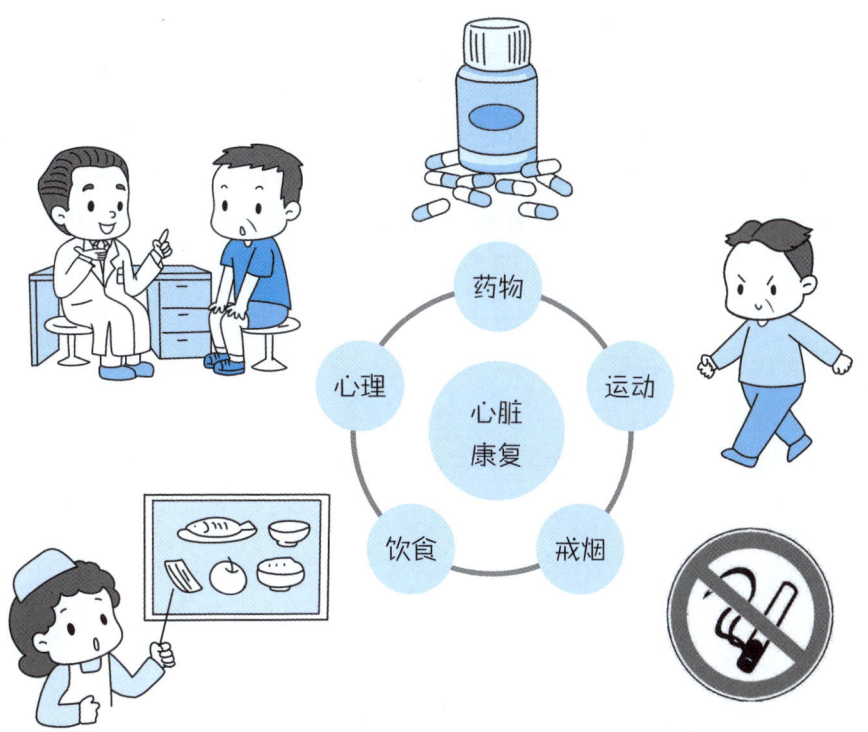

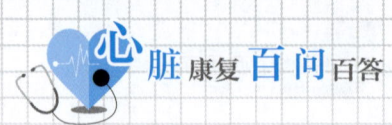

五大处方的基本内容

运动处方	通过科学评估，制订个体化运动方案，改变"不敢动"或者"动过量"的错误观念。运动处方包括运动的形式、频率、时间、强度及运动过程中的注意事项等内容
营养处方	通过营养教育课程提高患者对健康膳食的理解。根据疾病特点，结合科学评估，制订个体化膳食营养处方，达到体重管理、营养均衡的目的
心理处方	在心理治疗师的帮助下进行必要的心理评估，及时发现精神心理问题，并尽早采取治疗措施
戒烟处方	通过教育课程使患者了解吸烟对自身的危害，在医师协助下制订戒烟计划，减少和避免吸烟造成的心血管危害
药物处方	在医师的教育、监督及鼓励下坚持按时、按量、按需服药，学会自我监测心率、血压、血糖等，了解服药过程中可能出现不适，提高药物疗效，减少不良反应

心脏康复对心脏病患者有什么益处？

心脏康复是心脏病患者疾病管理的最佳模式。国际上心脏康复的发展已有50余年历史，已经成为影响心脏病患者生存质量的重要环节。目前，已经证实心脏康复对心脏病患者是大有益处的，发达国家心脏病死亡率的大幅度下降得益于心脏康复。心脏康复最根本的好处是改善心脏病患者的整体健康，提高患者的生活质量，减少住院次数，延长寿命。

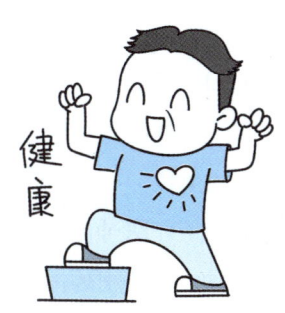

对于心脏病患者，心脏康复的五大处方各有不同的积极效果：

五大处方的积极效果

运动处方	运动处方能显著提高患者的运动能力、改善心肺功能、增加肌肉力量，是心脏康复的核心组成部分
营养处方	营养处方可帮助患者选择健康食物，在平衡膳食的基础上，控制总热量，预防摄入过多的饱和脂肪酸、胆固醇、盐等，降低血管硬化风险
心理处方	心理处方有助于尽早发现心血管病患者的精神压力及心理问题，及早干预治疗，增强治病信心，改善临床症状及提高生活质量
戒烟处方	戒烟处方可让患者明白戒烟的长期获益，促进尽早戒烟，降低心血管疾病的发病及死亡风险。这是挽救生命最经济有效的干预手段
药物处方	药物处方帮助心血管病患者正确并坚持服药，可以直接改善心血管疾病的预后，预防猝死风险，改善症状及提高生活质量

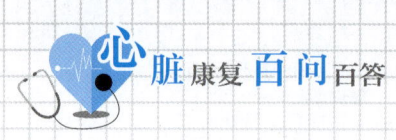

心脏康复从什么时候开始？持续多久结束呢？

心血管病患者只要病情基本稳定，在医师的充分评估和观察下，应在住院期间尽早开始心脏康复治疗。

在住院期间的心脏康复目标是：缩短住院时间，促进日常生活能力及运动能力的恢复，增加患者自信心，避免卧床带来的不好影响。住院期间的院内康复除了在医师的指导和观察下进行一些康复锻炼之外，还包括针对患者的健康教育、日常用药指导、心理支持及拟定出院后的康复计划等。

出院后，患者仍需要在医师的指导下，继续进行心脏康复治疗。研究表明，长期坚持参加心脏康复项目能使患者长期受益，获益随着坚持时间延长而增加。因此，心脏康复最好是要"活到老，运动到老，坚持到老"。对待心脏康复的正确态度是：循序渐进，持之以恒！

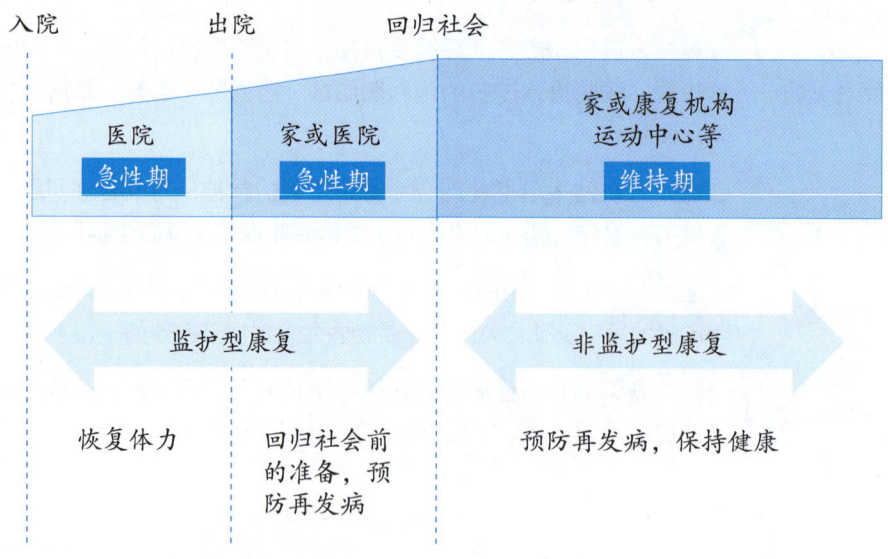

心血管疾病的危险因素有哪些？

◎ **高血压——最重要的独立危险因素**

高血压是最常见的心血管疾病，是我国中风和冠心病发病及死亡的主要因素。超过半数心脑血管疾病的发生与高血压有关，特别是没有症状或没有控制好的高血压患者。持续的高压更会加速动脉粥样硬化的形成，增加冠心病、中风等心脑血管疾病的发生率。

◎ **糖尿病——与冠心病等同的危险疾病**

与没有患糖尿病人群相比，糖尿病患者发生心血管疾病的风险增加2~4倍。空腹和餐后血糖升高，即使未达到糖尿病诊断标准，心血管疾病发生风险也显著增加。血糖过高也会促进动脉粥样硬化斑块的形成。

◎ **高血脂——体内的隐形杀手**

我国成人血脂异常的总体患病率高达40.4%。高血脂会导致动脉粥样硬化，胆固醇升高会导致冠心病的发病率增加。由于血脂异常几乎没有症状，因此被称为"体内的隐形杀手"。

◎ **肥胖——腹型肥胖风险更大**

肥胖易引起动脉粥样硬化、心律失常、睡眠呼吸暂停综合征等，也易患高血压、糖尿病、高血脂等疾病，这是其引发心血管疾病的主要原因。其中，腹型肥胖的患病风险更大。

◎ **吸烟——主动和被动吸烟都有危险**

在我国男性急性心肌梗死的发病人群中，吸烟者是非吸烟者的2倍。而且，吸烟的支数愈多、年限愈长、开始年龄愈早，其患病危险性和死亡率愈高。同时，被动吸烟也会增加心血管疾病的危险。

◎ **年龄及性别——50岁以上的男性及绝经后的女性**

年龄越大的人越要注意有无心血管疾病的发生。50岁之前心血管疾病男性发病率高于女性，这与女性体内的雌激素对心血管健康具有一定保护作用有关。

◎ **遗传——早发心血管疾病的家族史**

当近亲长辈有早发心血管疾病时，则其患病风险将增加。早发心血管疾病是指男性55岁或女性65岁前发生心血管疾病。遗传因素无法改变，有遗传趋向的人更应积极降低其他危险因素。

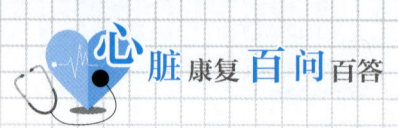

有人说降压药开始吃了就不能停，是这样吗？

高血压属于慢性疾病，多数患者需要终身服用药物。但在一些情况下，高血压患者可以减少或停用降压药物，例如：

- 高血压早期的患者，通过适当运动、控制体重等生活方式的改善，使血压降低或恢复正常。
- 有些患者血压升高有明显的诱因，如精神紧张、大量饮酒、睡眠不足等，在纠正了这些不利因素之后，血压可能会降低或恢复正常。
- 血压常常还会受季节的影响。冬季天气寒冷时，血管收缩，血压往往会明显升高；而到了炎热的夏季，血管扩张，血压常常会有所降低。
- 有些疾病，如甲状腺功能亢进、慢性肾炎、肾上腺增生等，可能导致血压升高，通过治疗这些疾病，患者的血压可降低或恢复正常。
- 有些药物，如激素、避孕药等，可能导致血压升高，停用这些药物后患者的血压即可降低或恢复正常。

即使有患者属于上述的情况，患者是否需要服用降压药，亦须由心脏专科医师评估与确定。

还有些患者一旦发现自己血压高，会过分关注血压数值，希望开始吃降压药后血压降得越快、越低越好。其实这个观点也是错误的。一般来讲，降压治疗时必须要掌握住缓慢、平稳的原则，用药后 4~12 周内逐步达到目标值。特别是对一些老年人，血压下降过快、过低，也易发生中风等缺血性事件。

最佳方案

遵医嘱！遵医嘱！遵医嘱！

及时复诊，遵医嘱服药。任何情况，患者都不要自行减药或停药。

不凭自己的"感觉"吃药，拿自己的生命做实验！

平日加强自我血压监测，记血压日记，将自己的血压情况如实告知医师，根据医师的医嘱调整药物才是正确的做法。

高血压对我们的身体有哪些损害？

高血压不可怕，而高血压的并发症却最"要命"。长期血压控制不佳会对我们的身体器官造成损害，常见并发症包括：脑卒中、冠心病、心力衰竭、肾脏病、外周血管病、眼底病变等。

高血压的并发症有"发病率高、病死率高、致残率高"这三高的特点，严重影响患者生活质量和寿命。

高血压是一种可以预防和控制的疾病。治疗高血压，不仅要降压，更重要的是要保护心、脑、肾等靶器官；不仅需要药物治疗，采用健康的生活方式也非常重要！

高血压常见的并发症及靶器官损害

心脏		早期症状不明显，易被忽视； 后期出现左心室肥厚、冠心病、心力衰竭、主动脉夹层等
脑		早期以头痛、头晕最为常见，是高血压病早期的预警信号； 后期发生脑梗死、脑出血，导致患者瘫痪，严重时可危及生命
肾脏		早期可引起肾功能减退，出现夜尿、多尿、蛋白尿等症状； 后期易发展成为尿毒症。同时，肾功能损害会加重高血压，二者互相影响，形成恶性循环
外周血管		早期无症状，或出现下肢发冷、麻木等； 后期出现走路时下肢疼痛、下肢发黑坏死，甚至需要截肢
眼睛		早期症状不明显，容易被忽视； 后期可出现视物不清、视物变形或变小、视野缺损等，严重者可导致失明

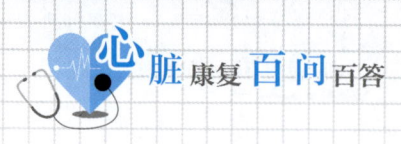

日常生活中有哪些方法可以帮助我控制血压？

治疗高血压的主要方法包括：药物疗法和非药物治疗（改变不健康的生活方式），二者缺一不可。对确诊高血压的患者，应立即启动并长期坚持生活方式干预，生活方式的改善可以帮助高血压患者控制血压、减少降压药物的使用。高血压患者的"健康生活方式六部曲"——限盐减重多运动，戒烟戒酒心态平。

第一部，限制盐的摄入

限制食盐摄入对于高血压患者尤为重要，是预防和治疗高血压的花费成本最小的有效措施。中国营养学会推荐健康成人每日钠盐摄入量不宜超过 6 克，高血压患者不超过 3 克。

第二部，适度减轻体重

减重有利于降低血压，建议将体重指数 BMI（体重 kg/ 身高 m^2）控制在 24 kg/m^2 以内。减重的方法推荐健康合理的饮食 + 适量运动。减重应循序渐进，通常每周减重 0.5~1 千克，以 6 个月至 1 年内减轻原体重 5%~10% 为宜。

第三部，坚持适量运动

在医师的指导下，结合自身情况进行运动。一般推荐每周 5~7 次，每次至少 30 分钟中等强度的有氧运动。

第四部，戒烟

戒烟可以减少尼古丁对血管的收缩刺激，改善血压，同时可以显著降低罹患心血管病、癌症等疾病的风险。应彻底戒烟与避免吸入二手烟。

第五部，戒酒

高血压患者最好不饮酒。不鼓励饮酒。

第六部，保持心理平衡

减轻精神压力，避免情绪波动和应激，保持精神愉快、心理平衡和生活规律，治疗焦虑、抑郁等精神疾患。

我有高血压，但我没有任何不适，还需要服用降压药吗？

有人认为，只要没有不舒服的感觉，高血压就不需要治疗。这是非常错误的想法！

首先，血压的高低与症状的轻重不一定有关系。大部分高血压患者没有症状，有些人血压明显升高，但仍没有不适的感觉，甚至发生了脑出血，才有了"感觉"。因此，血压值的高低是只能通过血压计来判断，而不是靠个人感觉来判断的。

高血压的用药是需要根据一段时间内的血压值变化情况来调整的，而不是根据患者的感觉或不适来调整的。因此，高血压患者应定期测量血压并做好记录，这个记录是医师判断是否需要继续服用药物或者调整用量的重要依据。

降压治疗的目的是使高血压患者的血压达到目标水平，从而降低脑卒中、急性心肌梗死和肾脏疾病等发生和死亡的危险。根据患者年龄、不同并发症、身体状态，降压目标会不一样，不是千篇一律的。一般来说：

- 医院诊室血压：低于 140/90 mmHg；
- 家庭血压：低于 135/85 mmHg；
- 老年高血压患者：低于 150/90 mmHg。

总之，在高血压治疗中，"降压是硬道理"。早降压早获益，长期降压长期获益！

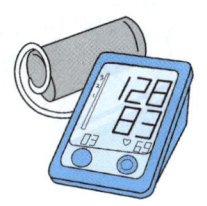
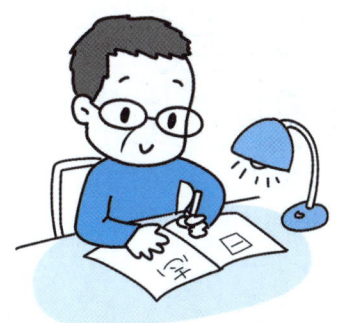

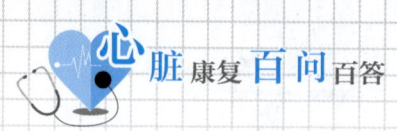

我体检发现血压升高,是不是就得了高血压呢?

高血压怎么诊断呢?在未服用降压药的情况下,在诊室内,非同日三次测量上肢血压,收缩压(高压/上压)≥ 140 mmHg 和(或)舒张压(低压/下压)≥ 90 mmHg,即可确诊。

有些患者在家中自己测的血压正常,但一到医院测量的血压就会升高,这样的患者可能是"白大衣高血压"——系由患者来到医院的环境,或者见到穿白大衣的医师后精神紧张而导致的血压上升。

家庭测量血压值通常低于诊室血压值。如果根据家庭监测值来诊断,那么高血压诊断标准是≥ 135/85 mmHg,与诊室的 140/90 mmHg 相对应。在家自测血压应选择合适的测量仪器,推荐选择经认证的上臂式电子血压计。

注意,不是一次测量发现血压偏高就能诊断高血压,应分别 3 天复测血压都高才能确诊。

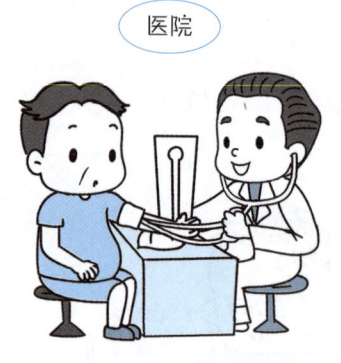

收缩压 ≥ 140 mmHg

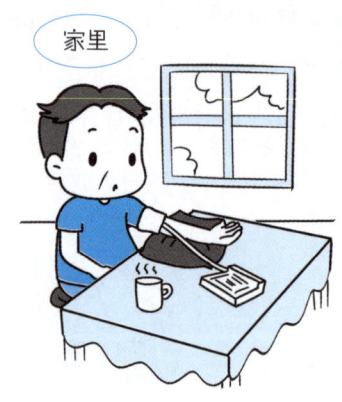

收缩压 ≥ 135 mmHg

在家里测量血压时有什么注意事项？

准确测量血压"三要素"

要素一：安静放松

- 安静休息至少 5 分钟。
- 在测量前 30 分钟内禁止运动，不要吸烟、饮咖啡或茶等，排空膀胱。测量时取坐位，双脚平放于地面，放松且身体保持不动，不说话。

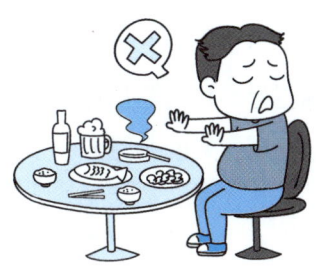

要素二：位置规范

- 首次测量双上臂血压，以后测量读数较高的一侧。
- 坐立位测量血压时，上臂袖带中心与心脏（乳头水平）处于同一水平线上，袖带下缘应在肘横纹上 2.5 cm（约两横指）处，松紧适宜，以可插入 1~2 指为宜。

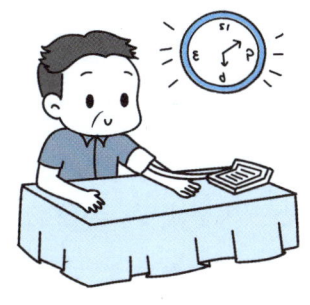

要素三：读数精准

- 每天的同一个时间测量。
- 电子血压计直接读取所显示的血压数值。
- 尽量测量 3 次，取平均值。

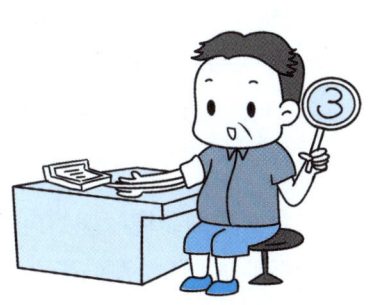

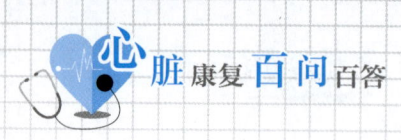

我的血糖正常吗?

随着人们生活水平的提高,糖尿病的发病率也越来越高,尤其是2型糖尿病的发病率呈直线上升趋势。到目前为止,我国糖尿病人群已经达到了1.1亿。

糖尿病的诊断依据临床症状和血糖水平。如果出现糖尿病经典的"三多一少"的表现,或者其他的不典型的表现,例如:皮肤瘙痒、皮肤反复长疖子或痈、伤口难以愈合、视物不清、容易疲倦、下肢麻木、男性出现不明原因的性功能减退等,均需要及时到医院检查,排查糖尿病。

糖尿病的典型表现"三多一少"——多尿、多饮、多食,体重减少:

- 多尿,就是频繁地去厕所小便;
- 多饮,就是老是感觉口渴,不停地喝水;
- 多食,就是感觉特别饿,吃很多饭;
- 体重不增,反而下降。

糖尿病的诊断标准

出现糖尿病典型症状,包括多尿、多饮、多食、体重减少,合并以下三项中其中一项即可确诊:

- 随机血糖 ≥ 11.1 mmol/L;
- 空腹血糖 ≥ 7.0 mmol/L;
- 葡萄糖耐量试验后2小时血糖 ≥ 11.1 mmol/L。

如果没有糖尿病典型症状者,需另日重复检测以明确诊断。

注意:要确诊糖尿病的血糖数值,应是到医院测静脉血浆的血糖值,而不是凭借指尖血糖的检测结果。

糖耐量异常是糖尿病吗？

糖耐量异常是指在口服 75 克葡萄糖后 2 小时的血糖值在 7.8~11.1 mmol/L 之间，它是介于糖尿病和正常人之间的一种血糖异常状态，属于糖尿病前期，是一种步向糖尿病的过渡状态。糖耐量异常虽然不属于糖尿病，但将来发生糖尿病的可能性非常高，可以说是糖尿病的后备军。

糖耐量异常患者发生心脑血管病变，如心肌梗死、心绞痛、中风等的危险性也大大增加，不可掉以轻心。

糖耐量异常应积极干预

- 合理饮食：在医师的协助下，按照自身的理想体重和活动强度计算全天所需的总热量，制订相应的膳食
- 运动疗法：开展有氧运动，如快步走、慢跑、打球、跳健身舞、爬楼梯、登山、游泳、骑自行车等
- 如果血糖未能控制理想，可选择适当的药物进行治疗。相关降糖药物包括二甲双胍、阿卡波糖等
- 控制血压、血脂
- 注重心理调节：保持积极平和的心态，保证充足的睡眠，选择健康的生活方式
- 定期查血糖，并定期监测血压、血脂等心血管疾病危险因素，及时调整治疗方案

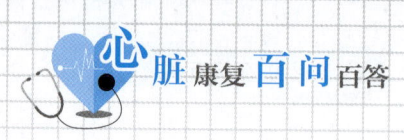

糖化血红蛋白是什么？

糖化血红蛋白（HbA1c）可反映糖尿病患者过去 2~3 个月内血糖控制的情况，它与抽血时间、患者是否空腹、是否使用胰岛素等因素无关，因此常被用作糖尿病控制的监测指标。

- 如果糖化血红蛋白正常，说明患者近 2~3 个月的血糖控制还可以。
- 如果糖化血红蛋白升高，说明患者近 2~3 个月的血糖控制不够好。

对于病程较短、没有并发症及合并心血管疾病的 2 型糖尿病患者，在不发生低血糖的情况下，建议糖化血红蛋白控制在 7% 以下。如果有过严重的低血糖病史、老年体弱或糖尿病病程长，或合并心血管疾病的患者，血糖控制目标宜适当放宽，糖化血红蛋白的目标 <8% 会更适合。

除此之外，糖尿病患者还需要加强血压、血脂、体重等方面的综合管理。

糖尿病患者综合管理的目标

指尖血糖	4.4~7.0 mmol/L（空腹） <10.0 mmol/L（非空腹）
糖化血红蛋白（HbA1c）	<7.0%
血压（BP）	低于 130/80 mmHg
总胆固醇（TC）	<4.5 mmol/L
高密度脂蛋白胆固醇（HDL-C）	>1.0 mmol/L（男性） >1.3 mmol/L（女性）
低密度脂蛋白胆固醇（LDL-C）	<2.6 mmol/L（无冠心病） <1.8 mmol/L（合并冠心病）
三酰甘油（TG）	<1.7 mmol/L
体重指数（BMI）	<24 kg/m²

得了糖尿病就需要打胰岛素吗？

胰岛素是我们人体内唯一能够降低血糖，对身体的营养物质代谢有重要影响的激素。

外源性胰岛素是最强效的降糖药，其可以迅速降低血糖，避免高血糖对身体的损害，同时也有利于自身胰岛功能恢复。因此，胰岛素治疗不仅可以有效防止和延缓糖尿病并发症出现和进展，还可以改善患者体力和精神状态，提高其生活质量。同时，胰岛素对肝、肾和胃肠道的不良反应少，较为安全。

很多患者朋友对于使用胰岛素"谈虎色变"，认为一旦使用就会依赖一辈子，而且只有病入膏肓的人才使用胰岛素。这些都是对胰岛素治疗的误解，会因此错过最佳治疗时机，延误病情，导致并发症的发生发展。及时、正确地使用胰岛素有助于尽快控制血糖，恢复胰岛细胞功能，对于改善病情和预后大有好处。即使以后需要长期使用胰岛素，也是因为病情本身需要，而不是胰岛素造成的依赖和所谓的"成瘾"。

小提示：使用胰岛素的时机

- 1型糖尿病患者在发病时就需要胰岛素治疗，通常需终生使用。
- 2型糖尿病患者如果生活方式已经很健康，并且使用了最大剂量的口服降糖药后血糖仍然偏高，医师会根据病情建议使用胰岛素。
- 伴有严重肝肾功能不全的糖尿病患者需要使用胰岛素治疗。

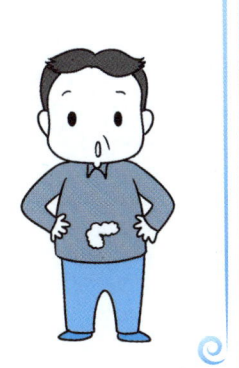

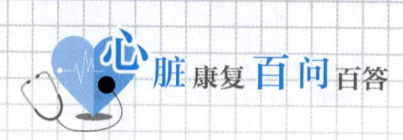

糖尿病患者能吃水果吗?

面对新鲜可口的水果,糖尿病患者如何才能做到既能品尝美食,又能将血糖控制在理想水平呢?

1. 选择合适的时间:在血糖控制比较理想时,并且不经常出现高血糖或低血糖的情况下可以适当吃水果。不建议在餐后立刻吃水果,最佳时间为两餐之间。

2. 遵守食物等值交换法则:根据水果对血糖的影响,每天可食用 200 克左右的水果(可提供约 90 千卡的热量),同时应减少半两(25 克)主食,以使每日摄入的总热量保持不变。

3. 选择含糖量较低及升高血糖速度较慢的水果:不同的糖尿病患者对水果糖分的敏感度可能有一定的差异,可根据自身的实践经验做出选择。

部分水果的含糖量及热量

分类	含糖量 (每100克水果)	水果种类	热量 (每100克水果)
适量食用	<10 克	石榴、猕猴桃、鸭梨、青瓜、柠檬、李子、草莓、枇杷、西瓜等	20~40 千卡
谨慎食用	11~20 克	桃、杏、苹果、香蕉、山楂、鲜枣、海棠、荔枝、芒果、甜瓜、橘子等	50~90 千卡
不宜食用	>20 克	干枣、红枣、蜜枣、柿饼、葡萄干、杏干、桂圆、果脯等	100 千卡

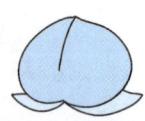 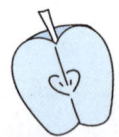 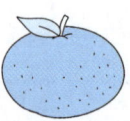 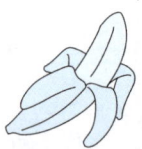

人们常说的"好胆固醇"和"坏胆固醇"是什么呢？

胆固醇是动脉粥样硬化斑块的主要成分，不同类型的胆固醇在动脉粥样斑块形成过程中所起的作用是不同的。在血液检测中，胆固醇较重要的两个指标是低密度脂蛋白胆固醇（LDL-C）和高密度脂蛋白胆固醇（HDL-C）。

● 低密度脂蛋白胆固醇（LDL-C）会将胆固醇运到血管壁，堆积到血管壁内，沉积成斑块，促进动脉粥样硬化，堵塞血管，引起冠心病、脑卒中等不良事件，因此被称为"坏胆固醇"。

● 高密度脂蛋白胆固醇（HDL-C）会把多余的胆固醇从动脉中运走，防止动脉粥样硬化形成，减少冠心病、脑卒中等事件发生，因此被称为"好胆固醇"。

因此，在看血脂检验报告单时，不应只看总胆固醇或三酰甘油，低密度脂蛋白胆固醇（LDL-C）是血脂参数中最重要的指标，降低LDL-C是防治动脉粥样硬化性心脑血管疾病的关键点。评价血脂检测指标时，患者可记住"高密度要高，低密度要低"。

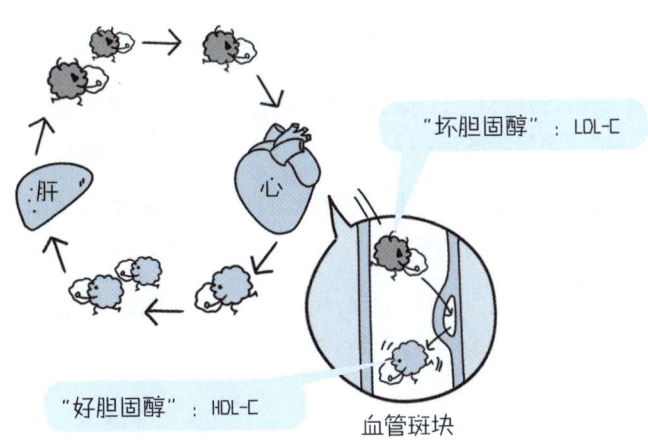

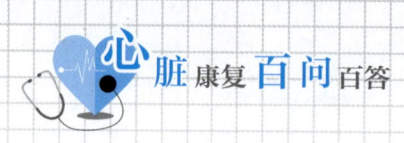

我血脂检查的指标正常，医师为什么还是让我吃降脂药？

很多人会有疑问，在医院的检查化验单上的血脂指标都是正常的，但医师还是会建议继续服用降脂药物，这是为什么呢？

医院的检查化验单上通常会注明各项血脂指标的正常值范围，但这个"正常值"是相对的，它指的是健康人群在没有合并其他疾病情况下的正常值，并不是针对所有人的"正常值"。

同时，现代研究表明，降脂药并不只是降血脂那么简单，它同时可以延缓动脉硬化的进展、稳定血管动脉硬化斑块、减少斑块脱落的风险，从而降低严重心脑血管病的发生和死亡率。特别是对于那些已经患有心脑血管疾病及糖尿病的患者，其降脂要求更为严格，将血脂降到更低的水平有助于减少患者冠心病、中风等疾病的发生。

因此，不要认为血脂化验单上各项指标均在"正常范围"就不需要治疗，是否需要降脂治疗要考虑到很多因素，患者不能自行决定用药与否，需听取专科医师建议。

不同患者的降脂目标

低危患者	没有合并高血压、冠心病、糖尿病、中风等疾病的人群	低密度脂蛋白（LDL-C）<3.4 mmol/L
高危患者	患有高血压，特别是合并吸烟、肥胖等因素的患者	低密度脂蛋白（LDL-C）<2.6 mmol/L
极高危患者	已患有心脑血管病如冠心病、中风等，特别是合并糖尿病的患者	低密度脂蛋白（LDL-C）<1.8 mmol/L

听说降脂药很伤肝,是这样的吗?

他汀类降脂药(也就是大家常常听说的××他汀)是目前使用最广泛的降脂药,此类药物的不良反应发生率很低,具有良好的安全性。其不良反应主要包括肝脏损害和肌肉损害,多见于大剂量服用他汀类药物的患者。如患者在用药过程出现乏力、胃口不佳、四肢肌肉疼痛或压痛等症状,需要及时就医,排查药物引起的不良反应。

他汀类药物的肝损害主要表现为转氨酶升高,发生率为 0.5%~3.0%,与服药剂量密切相关。他汀类药物导致的转氨酶增高通常发生在用药 16 周内。因此,如果需要服用他汀,应在服药前、服药 4 周及 12 周,或增加药物剂量后进行肝功能检测,以尽早发现不良反应。同时,各种急、慢性肝炎伴有中重度肝功能损害的患者忌用他汀类药物。如果出现了转氨酶升高也不必过于紧张,应及时就诊,多数患者经处理后 2~3 个月内转氨酶可恢复正常,进展至严重肝损伤者罕见。

此外,其他的降脂药物,如贝特类降脂药物中的氯贝丁酯、烟酸等也有发生肝功能损害的概率,需在医师指导下应用。

降脂药的不良反应是客观存在的,但多数患者不会出现肝损害。建议患者在医师的指导下选择合适的降脂治疗方案;用药前及用药过程中应定期检测血脂及肝功能指标;调整药物或用量时,需由医师评估决定,切勿自己随意加减。

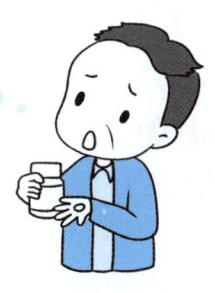

降脂药很伤肝,我还能吃吗?

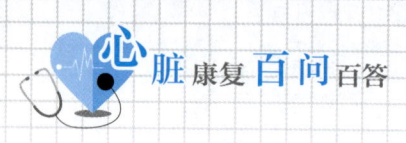

我的血脂很高，平常该注意什么？

血脂高可以通俗地理解为人体血液里面的脂质成分增多，这些脂质可以沉积在血管壁上，形成动脉硬化，进而造成血管的狭窄和堵塞，对身体产生严重的不利影响。大量研究证明，健康的生活方式是防治血脂升高有效且必要的手段。

◎ **均衡膳食**

合理膳食，多吃杂粮、青菜、水果等，减少胆固醇含量高的食物的摄入。通过合理饮食减少外源性胆固醇摄入，可有效降低血液中胆固醇水平。高脂血症患者可以通过后面的附表来评估和调整自己的饮食。

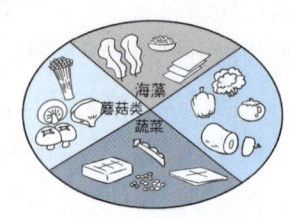

◎ **适量运动**

规律而适量的运动有助于预防血脂异常。运动的强度和方式可根据个人爱好和身体状况而定。为使运动更有疗效和安全保障，建议有心脑血管疾病、肥胖患者在开展运动前，先请心脏康复的专科医师充分评估其安全性后，再进行运动。

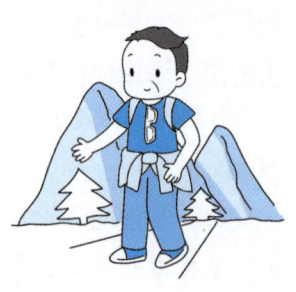

◎ **控制体重**

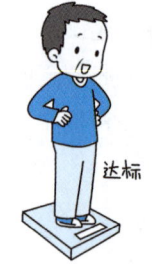

对于肥胖或超重者应积极减轻体重，可有效降低血脂水平。建议将体重指数 BMI（体重 kg/ 身高 m^2）控制在 24 以下。控制体重需要"少吃多动"——减少总热量的摄入和增加体育锻炼。体重控制不佳，不要盲目使用减肥药物，建议到医院专科就诊。

◎ **戒烟戒酒**

彻底戒烟和避免吸入二手烟。酒精会减慢体内脂肪的消耗并可增加食欲。近期研究发现酒精还有致癌作用，因此，不建议高脂血症患者饮酒。

上述方式都属于高脂血症的非药物治疗，也是治疗血脂异常的基础措施，必须长期坚持才可获益。

高脂血患者膳食评价表

项目	评分
1. 您近 1 周吃肉是否 >75 克： 否 =0，是 =1	
2. 您吃肉的种类： 0= 瘦肉，1= 肥瘦肉，2= 肥肉，3= 内脏	
3. 您近 1 周吃蛋的数量： 1=0~3 个 / 周，2=4~7 个 / 周，3=7 个以上 / 周	
4. 您近 1 周吃煎炸食品的次数（油饼 / 油条 / 炸糕等）： 0= 未吃，1=1~4 次 / 周，2=5~7 次 / 周，3=7 次以上 / 周	
5. 您近 1 周吃奶油蛋糕的次数： 0= 未吃，1=1~4 次 / 周，2=5~7 次 / 周	
评分综合	

注：表格摘自中国成人血脂异常防治指南（2007 年）

通过上述表格可粗略评估日常饮食结构是否合理：

- 总分 <3 为合格；
- 分 3~5 为轻度膳食不良；
- 总分 >6 为严重膳食不良，需要积极纠正。

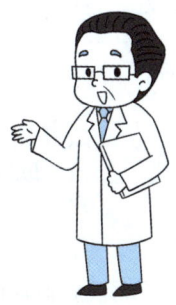

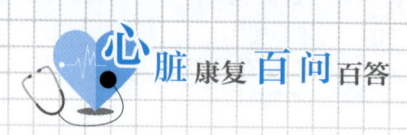

高脂血症膳食指导

食物类别	限制量	建议选择品种	减少或避免品种
肉类	50~75克/天	瘦肉、牛肉、羊肉、去皮畜肉、鱼	肥肉、加工肉制品（肉肠类）、鱼子、鱿鱼、动物内脏
蛋类	25~50克/天	鸡蛋、鸭蛋、蛋清	蛋黄
奶类	300克/天	新鲜牛奶、酸奶	全脂奶粉、奶酪等奶制品
食用油	20克/天	橄榄油、花生油、菜籽油、豆油、葵花籽油、色拉油、调和油	棕榈油、猪油、牛羊油、奶油、鸡鸭油、黄油
甜食类		建议不吃	油饼、油条、炸糕、奶油蛋糕、冰激凌、雪糕等
糖类	<10克/天	红糖、白糖	
蔬菜类	300~500克/天	深绿、深黄色菜蔬，如韭黄、莴苣、丝瓜	
水果	200~400克/天	各种水果，如猕猴桃	加工果汁，加糖果味的饮料
盐	<6克/天	低盐酱油等	黄酱、豆瓣酱、咸菜等
谷类	250~400克/天	米、面、杂粮，如糙米	面包等精加工食品
豆制品	30~50克/天	黄豆、豆腐、豆干、绿豆	油豆腐、豆腐泡等含油多的豆制品
酒	成年男性<25克/天；成年女性<15克/天		

参考：
1.《中国居民膳食指南》（2007）。
2.《中国居民膳食指南》（2011年全新修订）。
3.《中国居民膳食指南大全》（2019年3月版）。

我胖吗？

肥胖问题越来越受到人们的重视。高血压、糖尿病、高脂血症、冠心病、脂肪肝、骨关节病，甚至恶性肿瘤等等疾病都被证实了与肥胖有关。"有胖治胖，无胖防胖"已经成了自我健康管理中的重头戏。那如何才算是肥胖呢？

肥胖其实是体内脂肪积聚过多的一种状态，通俗地说就是"油太多"。大多数的肥胖属于单纯性肥胖，可能与遗传、饮食、运动习惯等因素有关。少数的肥胖是由于其他疾病如下丘脑、垂体、甲状腺等各种腺体疾病而致的。

通常我们是通过体重指数（BMI）来判断是否肥胖的。BMI的计算方法是：

$$BMI = \frac{体重（千克）}{身高（米） \times 身高（米）}$$

大家可以根据上面的公式计算自己的BMI，根据下表判断自己的肥胖状态：

消瘦	18.5以下
正常体重	18.5~23.9
超重	24.0~27.9
肥胖	28.0以上

例如，一位身高为1.75米的男性，体重为90千克，他的BMI为 $90 \div 1.75^2 = 29.39$，则为肥胖状态。

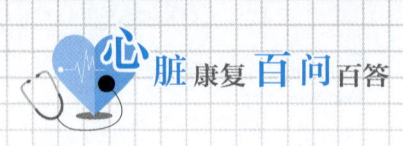

什么是苹果型肥胖？什么是梨型肥胖？

我们通常用体重指数（BMI）来判断是否肥胖。但是BMI是一个非常简单的评估肥胖的方法，比较粗略。因为体重并不能完全代表肥胖，肥胖跟每个人的体脂率（反映人体内脂肪含量的多少）也有关系。即使是体重和BMI都在标准范围的人也可能体脂很高，尤其是一些"腹型肥胖"的人。

按照脂肪在身体不同部位的分布，肥胖分为"腹型肥胖"和"臀型肥胖"。

● 腹型肥胖：脂肪主要沉积在腹部的皮下及腹腔内，外观"大腹便便"，又被称为中心性肥胖、内脏型肥胖，或者形象地称为"苹果形肥胖"。研究表明，腹型肥胖的人更容易患高血压、糖尿病、高脂血症、脂肪肝等疾病。

● 臀型肥胖：脂肪则主要沉积在臀部及腿部，也被形象地称为"梨型肥胖"。

腹型肥胖和臀型肥胖除了可以从外形来判断外，还可通过"腰臀比"这个指标来区别。

腰臀比，即是腰围和臀围的比值。测量方法简单易行，先分别测量腰围和臀围，再用腰围数字除以臀围数字就得到腰臀比。通常认为男性腰围大于 90 cm、腰臀比大于 0.9，女性腰围大于 85 cm，腰臀比大于 0.85，即使体重尚未超出正常范围，也要考虑是腹部脂肪堆积而为中心性肥胖，需要进行体重管理了。

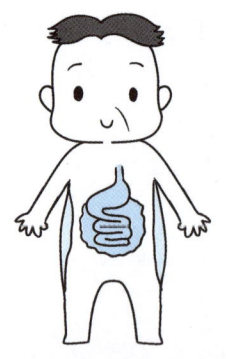
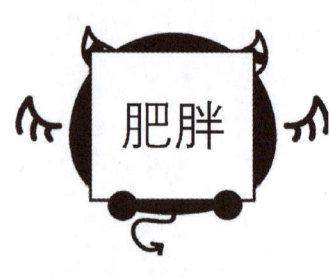

腹型肥胖有哪些危害？

高血压、糖尿病、高血脂是导致冠心病、中风等疾病的危险"三兄弟"，肥胖还扮演"招集人"的角色，把这三兄弟聚集在一起。同时，肥胖本身也是导致冠心病的"恐怖分子"，肥胖的患者得冠心病和中风的风险大大增加。尤其值得警惕的是，腹型肥胖者得心脑血管疾病的风险要比全身性肥胖者大得多。研究发现，相同身高体重的情况下，腰围较大者其冠心病的患病率和死亡率都明显增加。由此可见，"腹型肥胖"的危害更大！

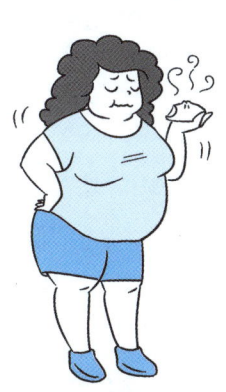

腹型肥胖主要是腹部内脏脂肪堆积，而腹内的脂肪与身体其他部位的皮下脂肪相比，会释放出更多的有害因子，扰乱新陈代谢，引发高血压、糖尿病、高脂血症、高尿酸血症等，造成动脉粥样硬化，大大增加了患心血管疾病的概率。因此，通过减肥、控制体重来给内脏"减肥"（减轻腹部内脏脂肪堆积），对心血管疾病的预防就很重要啦！

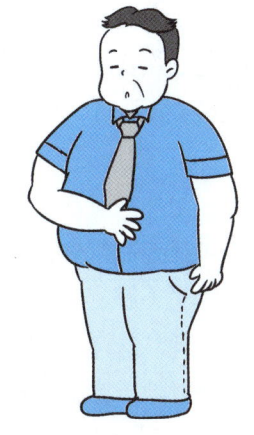

可见，减肥不仅仅能使人形体匀称，更重要的是减少心脑血管疾病的发生和发展。目前已经有大量的研究证明控制体重对心脏的好处了。比如：减轻体重后，高血压患者的血压明显改善了；糖尿病控制得更好了；心肺功能、活动耐力提高，日常的疲乏感明显减轻了；睡眠质量改善，等等这一切，都能够保护心脏、减少得心脏病或心脏病复发的风险。因此，对于预防心脑血管病，控制体重、对超重和肥胖进行干预是最经济而有效的措施！

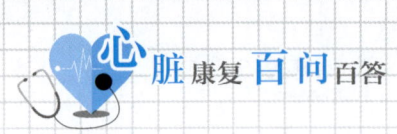

我的体重超标了，如何进行体重管理呢？

肥胖与心脏病的发生密切相关。但无论遗传与否，通过合理的体重管理、改变生活方式，肥胖是可防可控的。当我们需要进行体重控制和管理，找到核心方法助你事半功倍。改变生活方式：管住嘴、迈开腿，相辅相成，缺一不可。

◎ 管住嘴

合理膳食："管住嘴"离不开"热量控制"和"改变结构"，使每天吃进去的食物，既要满足您的身体对营养素的需要，又要使热量的总摄入量低于身体对能量的总消耗量。

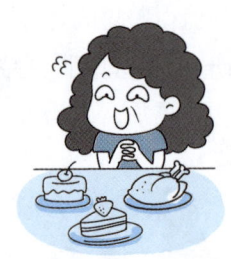

热量控制：摄入的食物总的热量应小于消耗的能量，这样体重就会慢慢下降。但是不需要、也不建议过度节食。每顿饭尽量吃到7~8分饱即可。

改变结构：首先，应去除一些饮食坏习惯，比如避免吃油腻食物、零食，少吃油炸食品，少吃盐，少饮含糖饮料；尽量减少吃点心和加餐。其次，建立"低能量、低脂肪、适量蛋白质和碳水化合物，富含微量元素和维生素"的饮食结构。

◎ 迈开腿

虽然控制饮食能够有效减重，但是如果仅仅是单纯靠控制饮食，那么每天进食的热量少了，体力活动又不够，身体会自动下调身体内部活动对能量的消耗，这样减重效果就会停滞甚至反弹了。所以，减肥时除了控制饮食，还需要增加体力活动和运动。

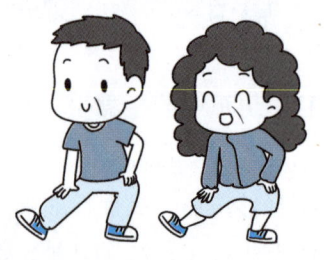

建议有心脑血管疾病或老年患者在开展运动前，先找心脏康复的专科医师就诊，充分评估其安全性后再进行。

减体重计划是要长期坚持进行的，体重下降的速度不宜过快，千万不可急于求成，贵在坚持！

吸烟对心血管有害吗？

吸烟真的是有百害而无一利！

吸烟不但会引起咳嗽、伤害肺脏，而且对心血管更是危害多多！烟草中含有的尼古丁会直接使人的动脉血管收缩，引起血压升高。由于血管的持续收缩，会使血管弹性变差，加速动脉硬化。同时，尼古丁可以直接损伤血管内皮，使血液中的脂质成分更容易附着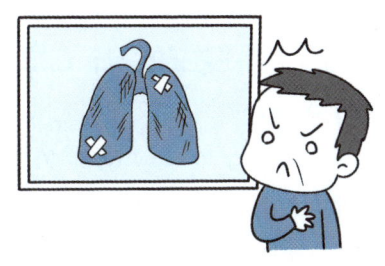在血管壁，形成动脉硬化斑块，造成血管的狭窄甚至闭塞。这种情况发生在脑部的血管，会引起脑梗死；发生在心脏的血管，则会引起心绞痛和心肌梗死；发生在肢体的血管，则会导致患者肢体疼痛、运动能力下降，甚至造成截肢。

可怕的是"二手烟"（被动吸烟）同样有害。一般认为，被动吸烟15分钟以上就可以认为二手烟现象成立。二手烟中含有多种有害物质，其中有40多种是属于致癌物质。这些有害物质同时可以损害心脑血管，导致心脏病、中风等，使得非吸烟者冠心病风险增加25%~30%。

仅仅是吸烟对心血管的危险已经够触目惊心了吧！再加上吸烟更容易导致肺病、肾病、癌症等，所以，为了您和家人的健康，尽早戒烟吧！

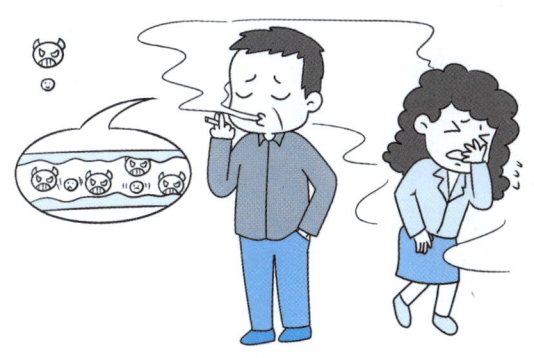

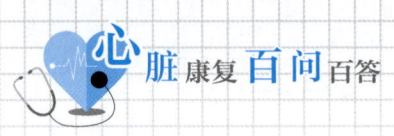

我有"尼古丁依赖"吗?

在日常生活中,我们经常听到戒烟失败的例子。很多吸烟者说吸烟会带给他们愉快、平静的感觉,而戒烟之后,常常会感到烦躁不安、易怒、焦虑、情绪低落等,最终导致戒烟失败。其实这些情况都和"尼古丁依赖"有关。

"尼古丁依赖"可以通俗地理解为我们平常所说的"烟瘾",吸烟时间越长、吸烟量越大则烟瘾越大,烟瘾越大则越难戒除。

"尼古丁依赖"的产生:人们在吸烟的时候,烟草中的尼古丁会对大脑产生刺激,释放多巴胺,给人们带来愉悦感;如果不吸烟,多巴胺的分泌减少,大脑就会发出信号,让你想要再次吸烟,感受多巴胺释放带来的愉悦感;而一旦戒烟,吸烟者就会出现焦虑、烦躁等各种戒断症状,这些症状只有通过吸烟摄入足够的尼古丁才能得到缓解。

吸烟者在戒烟前可以做一个"尼古丁依赖"的测试,这样可以了解自己的"烟瘾"有多大,也对日后戒烟的难易程度有个大概的了解,做好思想准备。同时,如果有尼古丁高度依赖的患者,可以在戒烟专科医师的指导下使用尼古丁替代疗法,提高戒烟成效。

吸烟者可以参考下面这个"吸烟者尼古丁依赖检验量表"来打分,得分越高,所代表尼古丁依赖程度就越高:

- 0~3分:尼古丁依赖程度较轻,你对尼古丁的依赖并不算严重,只要使用有效的戒烟方法,你应该可以成功戒烟。
- 4~5分:尼古丁依赖程度中等,你已开始对尼古丁有依赖,但依然有机会自行戒烟,只要下定决心,并使用有效的戒烟方法,你一定可以成功戒烟。
- 6~10分:尼古丁依赖程度偏高,你对尼古丁已经非常依赖,请即从速戒烟,并请戒烟专科医师提供戒烟指导。

吸烟者尼古丁依赖检验量表

题目	答案	对应分值	你的得分
1. 你早晨醒来后多长时间吸第一支烟？	≤5 分钟	3	
	6~30 分钟	2	
	31~60 分钟	1	
	>60 分钟	0	
2. 你是否在禁烟场所很难控制吸烟的需求？	是	1	
	否	0	
3. 你认为哪一支烟最不愿弃？	早晨第一支	1	
	其他	0	
4. 你每天吸多少支烟？	≤10 支	0	
	11~20 支	1	
	21~30 支	2	
	≥31 支	3	
5. 你早晨醒来后第一个小时是否比其他时间吸烟多？	是	1	
	否	0	
6. 你卧病在床时是否仍旧吸烟？	是	1	
	否	0	

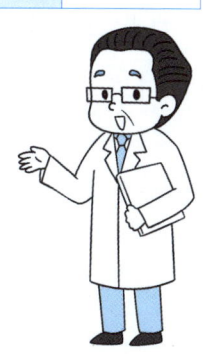

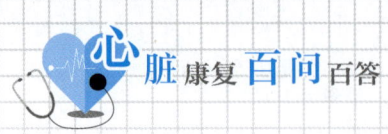

戒烟都有哪些办法？

识别戒断症状	戒烟后会出现烦躁不安、易怒、情绪低落等戒断症状，一般在戒烟前14天最为明显，大约1个月后开始减弱。戒断症状明显、难以克服的患者可以在医师的指导下服用药物协助戒烟
加强戒烟意识	在日常生活中设置一些戒烟警示牌，以提示自我增强戒烟的决心
寻找替代办法	分散注意力，如刷牙、运动、种花、嘴里咀嚼一些东西代替，或者通过令人兴奋的谈话转移注意力
公开戒烟承诺	告知身边的朋友和同事们正在进行戒烟，并争取得到的支持
减少参加聚会	避免受到吸烟的引诱，避免去吸烟的场所
扔掉吸烟用具	扔掉打火机、香烟、烟灰缸
改变吸烟习惯	改掉吸烟惯用动作，可以选择一些代替品帮助克服。如口香糖、牙签等可针对嘴上的习惯；铅笔、勺子等可针对手上的习惯
经受复吸考验	当戒烟失败时，不能自暴自弃，应仔细分析重新吸烟的原因，避免以后重犯
改善生活方式	清淡饮食，多吃水果、蔬菜。保证睡眠，加强体育锻炼。避免烈酒、浓茶等
寻求专业帮助	当戒烟过程出现困难或戒断症状明显时，可至医院相关戒烟门诊寻求帮助

多次戒烟总是失败怎么办？

戒烟失败很常见，在我国戒烟复吸率高达30%左右，多数戒烟者经历过6~9次的戒烟过程最终完全戒除香烟。因此，即使一次戒烟失败后也不要自暴自弃，应坚持"戒烟有益健康"的信念，分析复吸的原因，寻求家人的支持和专业人士的帮助，争取尽早戒烟。研究表明：

- 戒烟8小时之后，血液中的含氧量将会达到不吸烟时候的水平。
- 戒烟24小时后，一氧化碳将会消失，肺部开始清理黏液和其他残留物质。
- 戒烟48小时后，体内的尼古丁几乎就会全部消除，味觉和嗅觉也得到改善。
- 戒烟2周后，肺功能改善30%。
- 戒烟6个月后，心血管疾病的危险参数值降低、动脉僵硬程度改善。
- 戒烟1年后，冠心病发病风险降低50%，脑卒中再发危险降低20%。
- 戒烟5年后，脑卒中再发危险降至不吸烟者水平。
- 戒烟10年后，患肺癌的概率仅为吸烟时的一半。

由此可见，戒烟者需要坚信：什么时候戒烟都不晚！

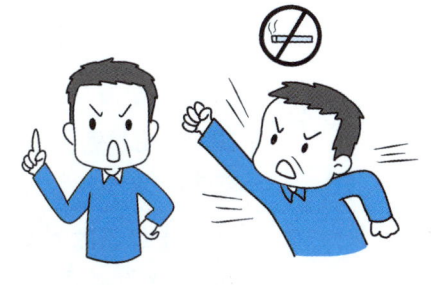

戒烟中遇到的任何困难，都可以寻求专业医师帮助。目前全国很多医院都专门设立了戒烟门诊或相关机构，您有戒烟方面的困扰可以前往咨询及寻求支援。医师会帮助您解决在戒烟中各阶段遇到的问题，必要时还可以借助戒烟药物治疗，助您最终成功戒烟。

- 全国戒烟热线：400-888-5531，400-808-5531
- 卫生热线：12320

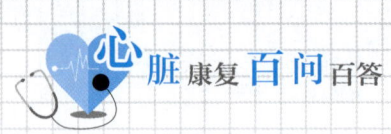

什么性格容易得心脏病？

在心理学上，将把人的性格分为A、B、C、D四型。A类和D类性格是心血管疾病的高发性格，而C类性格是癌症高发性格，B类性格的心血管发病率较低。良好的个性对于防治心身疾病非常重要。我们应该主动养成良好的性格，修身养性，这样才能更好地保护我们的心脏。

性格	性格特点	与心血管疾病的关系
A型性格	进取心极强，喜欢竞争、渴望成功，说话、行走速度比较快，具有紧迫感、常感到时间不够用，比较冲动，不够友善	此类性格可造成体内肾上腺激素水平增高，心血管负担加重，易加速动脉粥样硬化的形成，从而大大增加了患心脏病的风险。因此，此类性格的人容易患高血压、冠心病等心血管疾病
B型性格	对人随和，遇事冷静，善于应变，不与人争，善解人意，有忍耐力	此类性格的人容易满足于现状，知足常乐，内心平静，没有大的情绪波动，心血管疾病的发病率相对低
C型性格	害怕竞争，逆来顺受，不善于表达或发泄焦虑、抑郁、绝望等情绪，有气往肚子里咽，爱生闷气	此类性格的人常具有压抑感或消极情绪，会使淋巴细胞功能减退，免疫力低下，易患癌症
D型性格	经常无缘无故为某些事情忧虑；对人生的看法十分悲观和沮丧；社交焦虑而没有朋友；心情总是很恶劣，情绪十分低落	此类性格的人常具有极高的社会压抑感，心脏的不良反应多、心脏复原能力减弱、心率变化缩小，长此以往会形成动脉粥样硬化，引发冠心病，甚至死亡

吃得太咸对身体有什么影响？

盐不仅是重要的调味品，也是维持人体正常功能不可缺少的物质。但盐吃多了也会给身体带来很多危害。食盐摄入超量易引发高血压、动脉硬化、中风、肾脏病等，过多的钠会增加心脏和肾脏负担，促进水肿，升高血压，同时还可增加胃癌风险，增加尿钙流失，不利于预防骨质疏松等。

因此，世界卫生组织建议：一般人群每日食盐摄入量为6~8克。我国居民膳食指南则提倡：每人每日食盐摄入量应小于6克。

学会科学用盐　吃出健康身体

- 可以利用限盐勺等量具来控制盐的摄入，对用盐量做到心里有数
- 利用蔬菜本身的风味来调味，例如将青椒、番茄、洋葱、香菇等和味道清淡的食物一起烹煮，可起到相互协调的作用
- 多用纯天然的营养调料。如果适量加点辣椒、花椒、桂皮、大料、香叶、葱、姜、蒜、橙汁、柠檬汁等，既能少放盐又能增加菜肴的香味，也能更营养
- 尽量少吃酱菜、腌制食品及其他过咸食品
- 采用易保持食物原味烹调方法：如蒸、炖等，吃出食物的真味
- 烹调食物起锅前再放盐，盐分尚未深入食品内部，但舌头上照样感觉到咸味

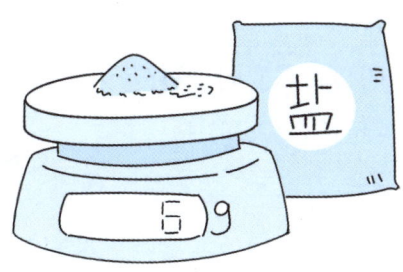

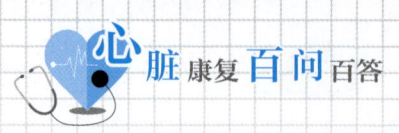

睡眠不好对身体有什么影响？

在人的一生中，差不多有 1/3 的时间都是在睡眠中度过的。良好的睡眠有助于消除疲劳、恢复体力和精力、保护大脑及心脏，还可以增强免疫力、促进生长发育、延缓衰老等。

失眠是心脏病的严重诱因之一，会增加罹患心脏病的危险。同时，失眠也是心脏病的重要先兆症状之一。

那我们该如何进行失眠的调整与管理呢？

◎ **心理疏导**

改善睡眠本质上是心理健康的改善。做心理疏导的主要目标是舒缓心理压力，认知合理化、生活态度合理化、价值观的梳理都可以达到减压的效果。

◎ **认知调整**

了解睡眠的相关知识，减轻对睡眠的不合理认知与恐惧焦虑心理，避免掉进因为失眠而焦虑、越焦虑越失眠的恶性循环中。

◎ **行为治疗**

主要是进行放松训练，放松患者的紧张焦虑情绪，让患者真正地感觉心理压力减轻，从而更好更快地进入睡眠之中。

◎ **物理治疗**

可以通过按摩、瑜伽、气功、适当的运动等，调节自主神经功能改善睡眠。

◎ **药物治疗**

若上面方法效果均不明显，需要向专科医师寻求帮助，可以服用安眠或精神类药物治疗。

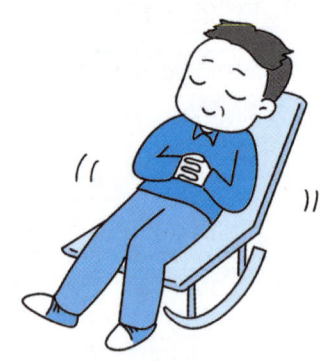

吃安眠药会上瘾吗？

许多失眠患者谈安眠药而色变，有些人认为安眠药吃了会上瘾，有些人则担心长期吃安眠药会导致痴呆。出于这些顾虑，许多人宁愿长期忍受着失眠的痛苦而不寻求医师的帮助，直到有一天终于忍不住了才踏进医院的大门。

安定类是临床上常用的安眠药，如地西泮、阿普唑仑、奥沙西泮、氯硝西泮等。大多数患者在医师的指导下按正常剂量合理使用安眠药都是安全的，成瘾性很低。有些患者在吃了安眠药后第二天会有困倦、乏力、思睡的感觉，这是服用安眠药的一种常见的不良反应，并不是成瘾后的"戒断症状"。出现类似症状时可以与医师沟通，通过调整药物种类和服药剂量改善上述症状。

一些新型的安眠药，如唑吡坦、佐匹克隆等，起效快速，作用时间短，毒副作用比较轻微，也不易产生依赖，临床应用广泛，适合入睡困难、短期需要保证睡眠的患者。

总之：
- 不能在没有医师指导下擅自长期服用安眠药！
- 长期服药安眠药的患者不能突然停药！
- 有任何问题一定要咨询专科医师！

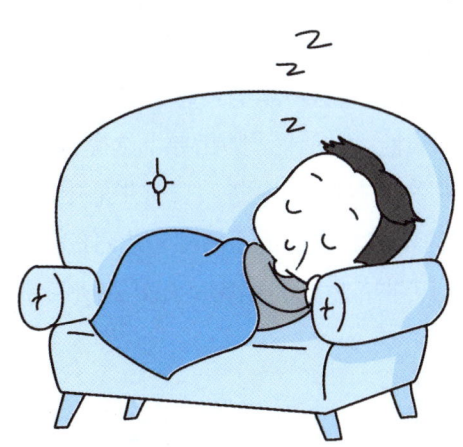

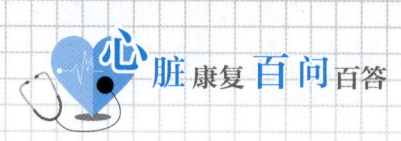

我得了心脏病后心情很差，凡事打不起精神，很容易发脾气，是怎么回事？

如果您得了心脏病后，出现心情低落、烦躁易怒、紧张害怕等情况时，很可能发生了心理精神状态的改变，甚至是患上了焦虑、抑郁。

我国知名心血管专家胡大一教授主持的一项研究调查表明，在心血管专科就诊的患者中，焦虑发生率为42.5%，抑郁发生率为7.1%。在心血管科最常见的冠心病和高血压人群中，抑郁发生率分别为9.2%和4.9%，焦虑发生率分别为45.8%和47.2%。由此可见，心血管病患者同时合并焦虑、抑郁等心理疾病的发病率是非常高的。

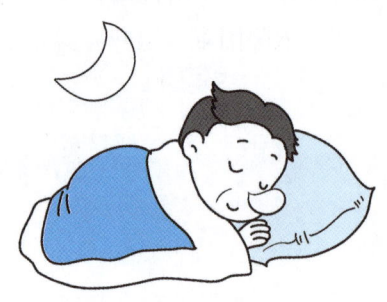

出现上述情况的患者，除了要到心脏专科就诊之外，还可以到心理专科门诊或者"双心医学"专科门诊就诊。病情较轻的患者可以通过心理辅导、情绪自我调节等方法来改善，严重的患者需要借助药物来治疗。

运动是改善焦虑、抑郁等双心疾病的良药！特别是中医的冥想、导引、太极拳、八段锦等，在强身健体的同时，还可通过呼吸吐纳、动作导引起到调节神经功能紊乱的作用。建议"双心疾病"患者每天练习静坐冥想，进行太极拳、八段锦锻炼。同时，可结合自己的体能和病情，在专业医师指导下选择有兴趣的户外运动项目，每周运动不少于3次，每次不少于30分钟。日常生活中，多与家人、朋友交流沟通，提高生活和工作的乐趣。通过上述治疗，患者的生活质量得以提高，随着心理状态的改善，心脏方面的疾病也会得到很好的协同治疗。

什么是动脉硬化？

动脉硬化，也称"动脉粥样硬化"，实际上指的是血管的老化过程，即随着年龄增大，在一些其他因素的作用下，血管壁增厚变硬、失去弹性，血液中的脂质成分在血管壁沉积，甚至导致血管腔狭窄、闭塞，致使身体组织缺血、坏死。

动脉硬化在早期通常没有临床症状。后期发生血管狭窄或闭塞时会出现临床症状，临床表现取决于血管病变部位与受累脏器的缺血程度。

发生部位	临床表现
心脏冠状动脉	可诱发心绞痛、急性心肌梗死、慢性心力衰竭、心律失常，甚至心源性猝死
脑动脉	可引起脑部长期供血不足，导致头晕、记忆力减退、脑萎缩等，血管急性闭塞可导致脑梗死，血管破裂可导致脑出血
肾动脉	可出现蛋白尿，可引起顽固性肾血管性高血压，严重者可导致肾功能不全
四肢动脉	主要见于下肢动脉，可引起活动时的肢体疼痛、远端肢体麻木，血管完全闭塞时可引起足趾部干性坏疽
肠系膜动脉	可表现为腹痛、便血等

除了年龄增长以外，高血压、高血脂、高血糖、吸烟等均可加重动脉硬化！因此心血管病患者应该关注自己的血脂、血糖、血压，要戒烟、控制饮食、增强运动，定期到医院检查，如血管彩超、血管多普勒超声、CT等检查均可协助了解动脉硬化的程度。

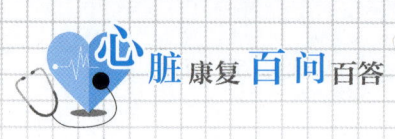

"心绞痛"和"心肌梗死"是怎么回事?

心绞痛和心肌梗死都是冠心病的表现。冠心病是指给心脏供血的动脉——冠状动脉因为硬化而使血管腔狭窄或者闭塞,导致心肌缺血甚至坏死的心脏病。心绞痛通常是因为冠状动脉狭窄引起的心肌缺血,而心肌梗死则是因为冠状动脉闭塞引起的心肌坏死。心绞痛如果治疗不及时、不规范,可发展为心肌梗死。

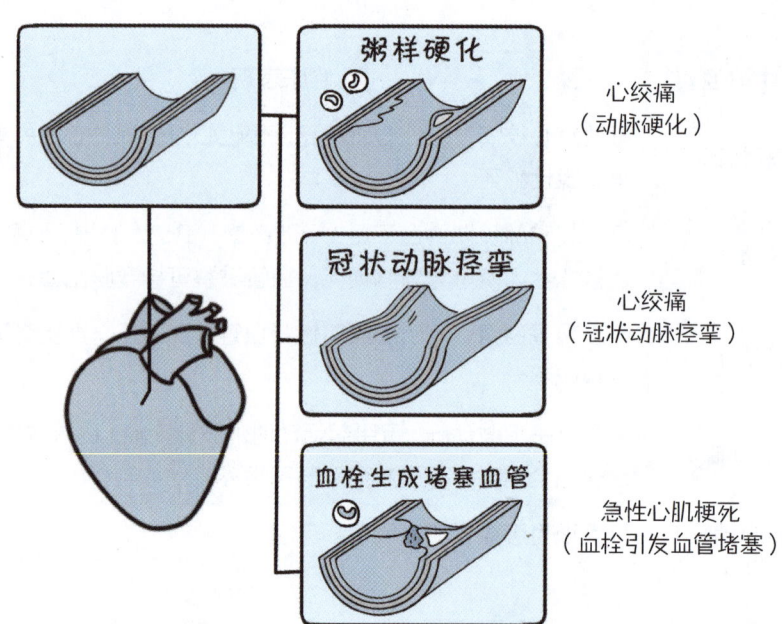

冠心病的预警信号有哪些？

建议40岁以上的人定期做血压、血脂、血糖等危险因素检查。已经有高血压、糖尿病、高血脂、肥胖、吸烟等危险因素的患者，如出现下述症状时需要及时就诊，在医师指导下进行相关检查。

● 与运动有关的胸部闷痛，压榨样或紧束样疼痛，疼痛可向左肩、左上臂放射，持续3~5分钟，休息后自行缓解。

● 体力活动、性生活或用力排便时出现胸部不适、胸痛、心悸心慌、气短，休息时自行缓解。

● 饱餐、寒冷或精神紧张时出现胸闷胸痛、心悸气促不适者。

● 平卧或夜间睡眠时出现胸闷憋气、胸痛、心悸心慌，需要立刻坐起才缓解或高枕卧位才感舒适。

● 反复出现脉搏不齐、不明原因心跳过速或过缓者。

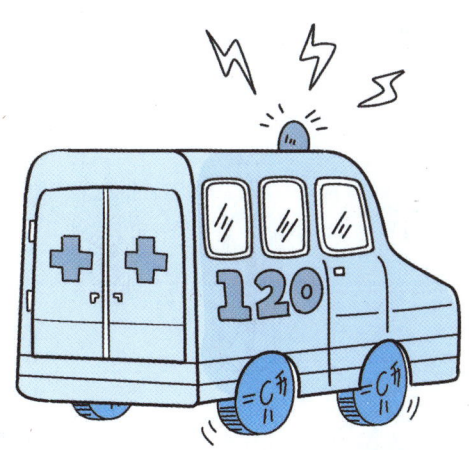

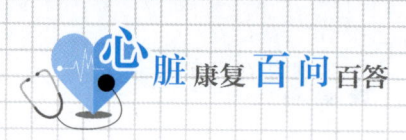

放进血管里的"支架"会掉下来吗？

冠状动脉支架植入手术是目前治疗冠心病最有效的方法之一。当给心脏供血的冠状动脉发生动脉硬化导致狭窄或者闭塞时，医师可通过冠状动脉支架植入手术打通闭塞的血管，用支架撑开狭窄的血管，保证心脏的供血。

植入冠状动脉的支架通常是镍钛合金或钴铬合金材料的，大部分支架表面涂有一些特殊药物，以防止血管的再狭窄发生。

自支架植入血管的第一天开始，冠状动脉的内层就开始了对支架进行缓慢地"包裹"，这个过程在医学上被称为"支架内皮化"。一般的支架内皮化需要 6~12 个月的时间。一旦支架内皮化以后，心脏支架就和患者血管融为一体，不可分割。

所以，植入心脏的支架不需要取出来，也不会脱落移位，更不会"掉下来"。临床医师让植入支架的患者口服阿司匹林加氯吡格雷至少 1 年时间的原因，就是要给支架内皮化充足的时间。

冠心病患者做完心脏支架手术并不是从此便一劳永逸了。患者术后仍需终生服药，一方面是为了减少支架处血管的再狭窄；另一方面也要预防没有放支架的血管发生狭窄或闭塞。

支架手术后的患者需要在医师的指导下规范治疗，勿擅自停药、改药！

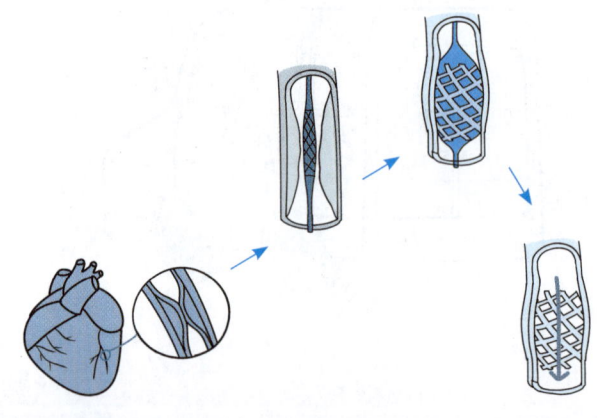

阿司匹林可以长期吃吗？

阿司匹林又名"乙酰水杨酸"，最早发现的药物作用就是解热、镇痛，但是用于止痛的时候用量比较大，而且一天要口服好几次。而冠心病患者口服阿司匹林，不是用来止痛，而是用以抑制血小板聚集，阻止血栓形成，用俗话说就是"防止血管堵塞"的。

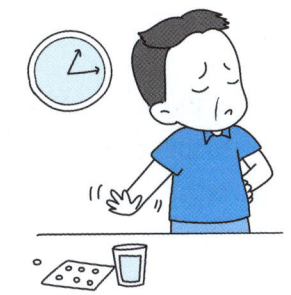

这个"防止血管堵塞"的作用是科学家后来才发现的，完全适用于冠心病、脑梗死等心脑血管病的治疗和预防。用于这个目的时，药量比较小，常用剂量是每次 0.1 克（也就是 100 毫克），一天口服一次就可以了。

阿司匹林必须要长期服用才能尽可能地预防心脑血管疾病的复发，所以一般医师会建议患有冠心病或者中风的病友需要坚持长期服用，甚至可以说是"终生服用"的，除非有出血或手术等特殊情况经专科医师建议，否则不可停药。

需要注意的是，对于某些高危人群，长期服用阿司匹林可能会导致胃黏膜损伤，在服用阿司匹林前需要处理解决好胃损伤风险的原因，一般包括：

- 幽门螺杆菌阳性；
- 有胃病家族史；
- 长期服用止痛药物（比如双氯芬酸钠、塞来昔布、新癀片等）；
- 精神压力大或情绪不好；
- 抽烟、喝酒等人群。

此外，很多患者觉得饭后服用阿司匹林可以减少胃损伤，其实这种认知是错误的。现在市面上常用的"肠溶阿司匹林"需要空腹服用，饭后服用会破坏了药片的"肠溶"功能，使药物直接在胃内溶解，反而加重了胃损伤。

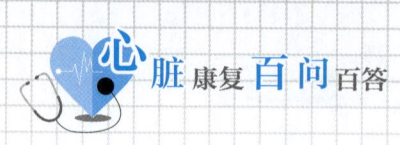

冠心病患者可以通过服用丹参、三七来替代阿司匹林吗?

冠心病是因冠状动脉狭窄或冠状动脉内血栓形成而堵塞血管导致心肌缺血、缺氧而引起的心脏病。阿司匹林能够有效地抑制血栓形成。医学证实,小剂量阿司匹林能够减少急性心肌梗死等突发心血管事件的发生,改善冠心病患者的预后。已经明确诊断的冠心病患者,如果没有禁忌证,都建议服用小剂量阿司匹林。如果对阿司匹林过敏或出现明显的胃肠道等不良反应,可以用其他抗血栓药物(如氯吡格雷、替格瑞洛等)替代。

冠心病是一种慢性疾病,患者需要坚持长期服用阿司匹林等抗血栓药物进行治疗。由于战线漫长,有些患者担心西药会有"副作用"和对其产生"依赖性",希望能找到中药的替代品。

中医药是祖国医学的伟大宝库。像丹参、三七一类的活血化瘀中药可以调整患者的脏腑功能、疏通血脉、消除胸痛症状。研究显示规范服用西药的冠心病患者,再加上中医的辨证治疗,比单纯服用西药获益良多。但因为暂时仍然缺乏足够的确切的证据来证明它们可以替代阿司匹林在对冠心病治疗中的作用,所以对于已经明确诊断冠心病的患者,医师一般不建议用丹参、三七等中药来取代阿司匹林。建议冠心病患者在医师的指导下正确服用中药。

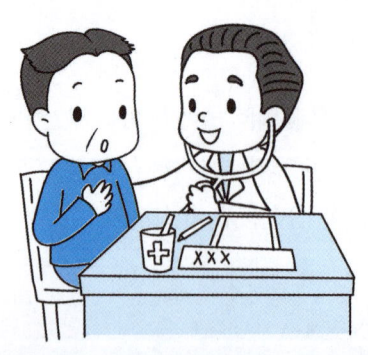

硝酸甘油是"救命药"吗？

硝酸甘油是改善冠心病心绞痛的老药了，很多病友随身口袋里都带着一瓶作为"看家药""急救药"，这也是专科医师会建议的有效措施。

当冠心病患者心绞痛发作的时候，冠状动脉处于狭窄的状态，因"缺血"而疼痛。而硝酸甘油能扩张冠状动脉血管，改善心肌的供血，缓解心绞痛；同时，也可以扩张静脉血管，使回到心脏的血液减少来减轻心脏的负担。在心绞痛发作的时候，通过"舌下含服"硝酸甘油的方法确实能够起到一定的"救命"作用。

冠心病患者可以随身带着硝酸甘油作为急救药物。但是不建议将硝酸甘油片作为日常服用的药物，特别是血压偏低的人，服用硝酸甘油片很容易导致低血压，这反而会影响到心、脑的供血而引起不适。

还有需要注意的是，硝酸甘油的保存要求遮光、密闭，并放置在阴凉处，否则药物会失效。因此，要用不透光的密封性能好的小瓶子放在阴凉处保存。

心绞痛发作小提示

- 马上停止正在做的任何事情，立即就地坐下或躺下；
- 如疼痛不缓解，立即舌下含服1片硝酸甘油片；
- 观察3~5分钟；
- 仍然胸痛，甚至更痛，再舌下含服1片硝酸甘油；
- 同时呼叫120急救电话，等待救援！

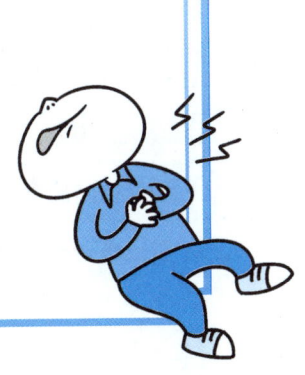

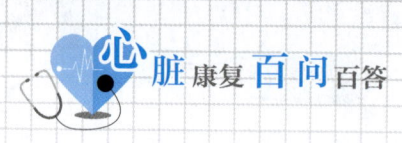

看新闻说有人猝死了，我们如何避免呢？

猝死指的是突然发生的意想不到的非人为死亡。因心脏原因导致的猝死称为心源性猝死，是猝死中最常见的原因。近年来，我国随着心血管病发生率的增高，心源性猝死的发病率也明显增加，占心血管疾病死亡率的30%~40%。其中男性多于女性，成人一般在45~75岁发病率较高。

心源性猝死者绝大多数患有基础心脏病，如冠心病、心律失常、先天性心脏病等。其中，老年人以冠心病为最常见的原因，而年轻人则以各种原因引起的恶性心律失常最为常见。

心源性猝死发病前主要的临床表现包括：严重胸痛、急性呼吸困难、突发心悸、头晕等。

许多患者在发生心源性猝死数天或数周甚至数月前可出现前驱症状，如心绞痛、气促或心悸的加重、易于疲劳及其他非特异性的表现。但这些前驱症状不是心源性猝死所特有的，任何心脏疾病发作之前都可以出现，所以仅提示有发生心血管病的危险，而并不预示着心源性猝死的发生。

那我们该如何避免呢？这里笔者给出了几点建议：

心源性猝死的预防措施

1. 增强定期查体及治病意识，及时发现及治疗各种心脏病
2. 避免过度疲劳和精神紧张，避免熬夜
3. 戒烟、限酒、平衡膳食、控制体重、适当运动，保持良好的生活习惯
4. 注意过度疲劳的危险信号及重视发病的前兆症状
5. 对已患有冠心病、高血压等疾病的患者应在医师指导下坚持服药治疗

"早搏"是怎么回事？

早搏，规范名称是期前收缩，通俗一点说就是在正常的规整有序的心跳周期中出了捣乱分子——提前出现的心跳。

早搏在正常人中十分常见，在 24 小时动态心电图检查中，可能有 70%~80% 的人会记录到早搏。在健康人群中，由于情绪紧张、激动、焦虑、饮酒、喝浓茶、咖啡等都可能引起早搏。

早搏是临床上引起心慌、心悸等症状的最常见的原因。出现早搏时不必过于紧张，及时就诊，医师会寻找早搏的原因和评价其严重程度。如果能找到早搏原因，只需将原因去除，早搏便可逐步消除。如果无法找到早搏原因，则评估是否需要对早搏进行治疗。

而在冠心病、心衰等心血管疾病的患者中，如果突然出现反复发作的心慌心悸，特别是伴有胸闷、疲乏、头晕等症状时，需要及时就诊，避免病情加重，延误治疗！

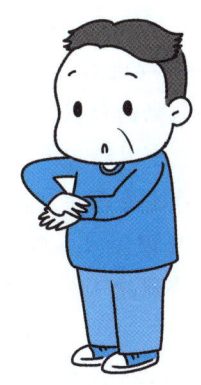

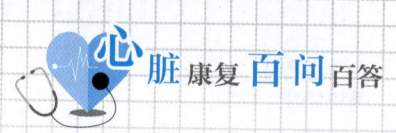

什么人需要安装起搏器？

如果生活中出现眩晕、黑蒙、心悸、胸闷、呼吸短促、疲劳，甚至突然晕厥，这些可能是由不规则的心跳或心律失常引起的，这时有必要进行常规心电图或动态心电图检查。当心跳太慢或太快超出正常范围，并出现因为心跳异常导致的心脏泵血不足而影响到其他重要脏器功能，就可能需要安装心脏起搏器帮助心脏进行正常跳动。

医师会根据患者所患心律失常的情况选择不同类型的起搏器。其常用类型有治疗心跳慢的起搏器、治疗心力衰竭的三腔起搏器（CRT 或 CRT-D）和治疗异常的心跳过快的埋藏式除颤器（ICD）。

起搏器植入术

- 起搏器非常小巧，植入起搏器是一个手术时间短、创伤小、恢复快的微创手术。
- 局部麻醉后只需将电极通过静脉放到相应的心腔，连接起搏器并植入皮下即可。植入后需要住院几天，检查和调整起搏器参数。
- 第一次随访：一般术后 4~6 周进行，除了检测起搏器的工作状态与参数，还需要检查伤口和电极的位置。
- 第二次随访：在植入后 3~6 个月检查。
- 长期随访：植入一年后，只需要每年到医院检查一到两次。
- 如果患者出现心悸不适、呼吸困难、胸痛、头昏、手脚浮肿、不停打嗝或感到异常发热、起搏器植入处的皮肤有异常时，应及时与负责医师联系进行检查。

安装起搏器后有哪些注意事项？

- 如果没有严重的器质性心脏病或其他疾病的限制，只要起搏器工作状态良好，患者可恢复正常生活、工作
- 刚植入起搏器的第一周，植入侧的手臂不要高举过头或剧烈运动，注意保护术口
- 植入后的3个月内，植入侧的手臂避免做剧烈运动，可以选择适度的体育锻炼如走动、骑车和慢跑等，只有对抗性的运动不能进行
- 尽量避免用起搏器植入侧的手臂负重
- 起搏器不影响性生活，如果患者心脏功能良好，起搏器对怀孕不会有影响
- 尽量避免反复刺激摩擦起搏器植入处的皮肤
- 外出旅游如乘飞机请向安检人员说明并出示起搏器担保卡
- 如果开车，避免刹车时安全带撞击或压迫起搏器，可垫一个垫子以分散压力
- 禁止进入强大磁场、高压线、电视和电台发射站、雷达地区、高压设备、大型电动机、发电机等场所
- 保证所有的常用电器接地，避免接触漏电的电器
- 使用手机时保持距离起搏器15厘米以上，最好在植入部位对侧接电话
- 就诊时要告诉医师您安装了心脏起搏器，一般不能进行核磁共振检查及磁疗，其他电热疗、放疗等检查治疗必须由医师确认
- 定期到起搏器专科门诊随访

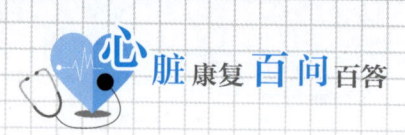

心脏病患者能进行性生活吗？

性生活是心脏病患者重返家庭、社会生活中的正常生理与心理需要。

我们通常使用梅脱值（MET）来评估各种活动的强度。一般来说，正常性生活能力消耗为 2~3 梅脱，性高潮时能力消耗为 3~5 梅脱，相当于在跑步机上以 4.8~6.4 公里 / 小时的步行速度，或者可以轻松地以常速"一口气"上三层楼。

心脏手术后或心脏情况不稳定的患者，建议在心脏专科医师评估后考虑恢复性生活。如果评估患者在 3~5 梅脱运动量时，也就是你能"一口气"上三层楼而且没有出现胸痛、胸闷、气促、心悸、头晕等不适的情况，则可以考虑开始性生活。

针对性生活的建议

1	适当的性生活能改善患者生活质量，鼓励性活动从不费力开始，如拥抱、抚摸、亲吻等，逐步建立性生活，使患者树立信心
2	鼓励在舒适、熟悉的环境下把与性行为有关的心脏负荷减到最少，鼓励采用常用的性交姿势或者一个舒适的体位进行性活动
3	鼓励那些因为心血管症状不能正常进行性生活的患者进行耗能少的活动，如亲密拥抱、亲吻、爱抚等
4	某些治疗心血管药物对性功能存在一定程度影响。鼓励患者报告任何药物与性活动相关的不良反应，并建议患者发现此不良反应时不要立即停药，需要咨询心血管专科医师后再进行调整
5	如果患者有服用硝酸酯类药物（如硝酸甘油、单硝酸异山梨酯等），在性活动前不宜服用"伟哥"（如西地那非等 5 型磷酸二酯酶抑制剂）；或者是性生活前服用了"伟哥"的患者，如在性生活过程中出现不适时，不宜再服用硝酸酯类药物
6	在性活动过程中出现胸痛、胸闷、气促、心悸、头晕等症状时，需立即休息，若不能及时缓解，需及时就医

心脏病患者可以开车吗？可以坐飞机吗？

驾驶家用小型汽车和乘坐飞机均属于低强度的活动，如果我们用梅脱值（MET）来评估活动强度的话，开小型汽车或乘坐飞机的耗能约2梅脱。所以出院后病情稳定无明显不适的心脏病患者均可开车。

- 切勿开速度太快或飙车；切勿夜车，避免夜间赶路。
- 不宜开车时间太长；应当将行程安排宽松，每半小时歇一歇。
- 不宜在路况较差的路段开车，紧张会加重心血管和身体的负荷，引发不适。

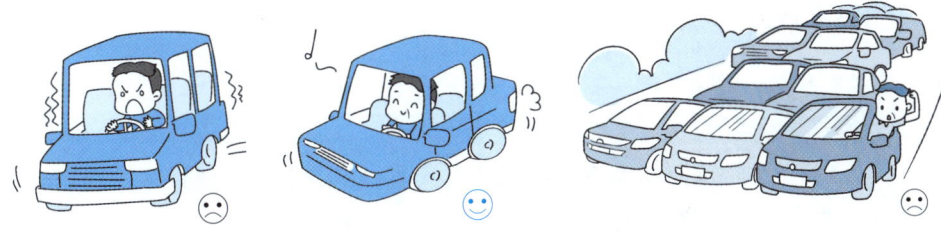

一般心脏病患者出院后4~6周病情稳定者可在专科医师评估后进行航空旅行。

- 外出旅行时注意携带常用药物，冠心病患者可自备硝酸甘油等急救药物。
- 最好可以携带一份病情概要（如最近一次住院的出院小结等）。
- 起搏器术后的患者记得携带"起搏器卡"，方便出行。
- 旅行行程要轻松，着装舒适，避免情绪波动。

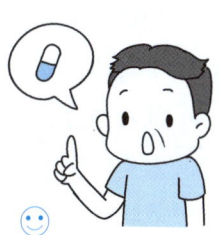

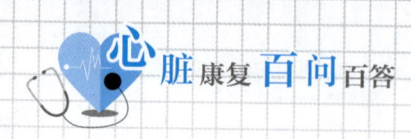

心脏手术后还能恢复工作吗?

许多心脏病患者术后因为担心自己的身体情况,存在"不敢动"的思想状态,不知道自己是否还能回归到原来的工作生活中。

- 出院后能否恢复工作要看心脏功能、体力恢复情况以及工作内容而定,不可急于求成,要循序渐进。同时要经常和自己的主治医师交流病情,征求意见。
- 工作中会产生许多压力,包括一些琐碎细小的事情,可能会加重心脏病。应尽量避免加重心脏负担的工作内容,如耗费体力的劳动、紧张兴奋的工作、经常加班的工作、赶时间的工作及作息不规律的工作等。必要时,调换工作岗位和不适宜的工作。

举例:一位45岁出租车司机开车时突发心肌梗死,经急诊入院救治,做了支架手术后准备出院。出院前医师通过"上楼梯试验"以评估司机先生能不能恢复工作。

- 第一种情况:司机非常轻松地"一口气"(常速,中间不休息)上2层楼,到达3层稍费力需休息,说明他可达到的运动强度为3~4梅脱,对照一下表格,开出租车在此运动强度内,那么他出院后只要心理无顾虑,精神状态可,工作持续时间不长,就可以顺利回归工作岗位,但在岗位上需要注重适时休息,杜绝熬夜、飞车等行为。
- 第二种情况:患者"一口气"上2层楼后稍费力,中间需要稍做休息,说明他能完成的运动强度应小于3梅脱,不足以应付入院前出租车司机工作,建议停工休养2~3周,配合运动康复以提高心肺功能,2~3周后再次评估,制订运动方案及回归工作的计划。

各个工作岗位的强度

梅脱（METs）	工作类别
1~2	白领、办公室办事员等文秘类工作
2~3	门卫，管理员，乐器演奏，商店职员
3~4	机械组装，卡车运输，出租车，整理货架
4~5	钳工，瓦工，贴壁纸，轻木匠工作
5~7	木匠，农活，锯木头，操作气动工具
7~9	挖沟，林业，牧业工人
≥9	伐木工人，重体力劳动者

*上表仅供参考，根据心脏状况，工作内容性质，与医师进行协商

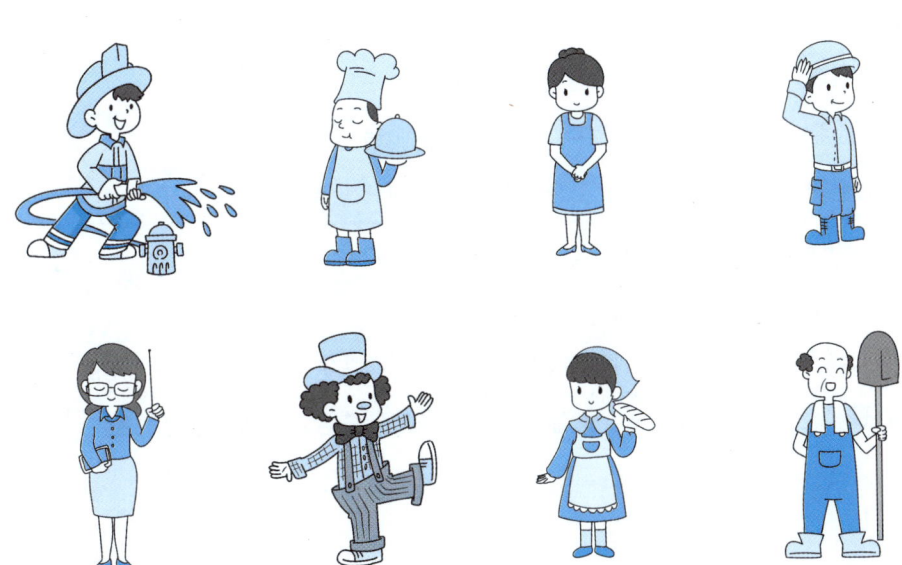

心脏康复中提到的运动对身体有哪些益处？

运动是心脏康复的核心组成部分。坚持适当和适量的运动，不仅可以提高肌肉功能、增强体力、改善运动耐力，还可以改善血压、血糖、血脂、肥胖、心肺功能等，从而减少因心脏疾病引起的再次住院次数，预防心源性死亡事件，调整及改善身心状态，提高生活质量。

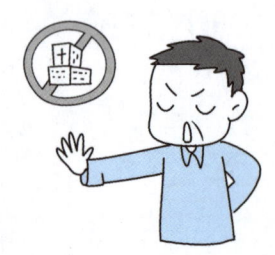

运动的益处

体力	增强体力和心肺功能，改善运动耐力
肌力	增强肌力，增加关节灵活性和稳定性，减少跌倒风险
骨骼	促进钙的沉积，减少骨质疏松的发生
血压	改善血管弹性，调节血压
血糖	降低餐后血糖及糖化血红蛋白
血脂	降低血脂水平，增加高密度脂蛋白胆固醇水平
肥胖	减低体脂率，有效改善腹型肥胖患者的腰围及体重
心功能	增加心肌收缩能力，改善心脏功能
肺功能	增加肺活量，改善肺功能
心血管病	减少心血管疾病发生率，减少入院次数，预防心源性死亡
心理和社会	改善焦虑、抑郁状态，提高社会结合力，提高生活质量

完整的心脏康复运动训练包括哪些内容？

无论是在医院心脏康复中心进行的运动训练，还是居家康复训练，每一次心脏康复运动训练都有规范的流程：

第一步，准备活动：活动前先测量脉搏和血压，然后进行 5~10 分钟的热身运动，使关节肌肉舒展，让整个身体为运动做好准备。

第二步，运动训练：当身体做好准备后，就可以开始 10~30 分钟的运动训练。

第三步，放松活动：逐渐停止运动，让心率慢慢恢复到运动前状态。之后，进行 5~10 分钟的拉伸活动，以缓解肌肉紧张，减轻疲劳。

- **有氧运动**：根据自身情况，运动时间先从 10~15 分钟开始，逐渐增加至 30 分钟。运动形式可以根据自身体能和兴趣，选择步行、游泳、骑车等。有氧运动可以每天进行，其强度运动总时间目标为每周 150 分钟以上。
- **抗阻运动**：建议在心脏康复治疗师的指导下开始，隔天进行，每周 2~3 次。先从低强度开始，体能较差者可选择站桩、弹力带等；体能较好者可选择自由举重或哑铃等。

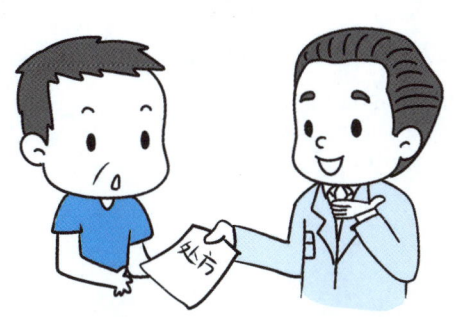

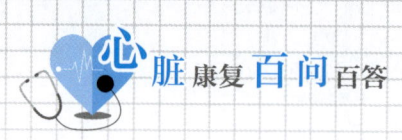

运动前一定要热身吗?

运动前一定要热身!

热身运动是对身体的一种预热,一般运动前需要进行5~10分钟的热身活动。先进行全身的动态热身,如原地踏步、原地摆臂跑、步行等;再进行关节拉伸活动、肢体伸展等活动。

通过热身运动,可以使肌肉得到充分伸展,改善关节活动,减少全身肌肉紧张度,提高身体柔韧度,防止运动中受伤。同时,也可使心率适当提高,避免身体从安静状态突然转入运动状态造成心脏负荷的骤然升高。

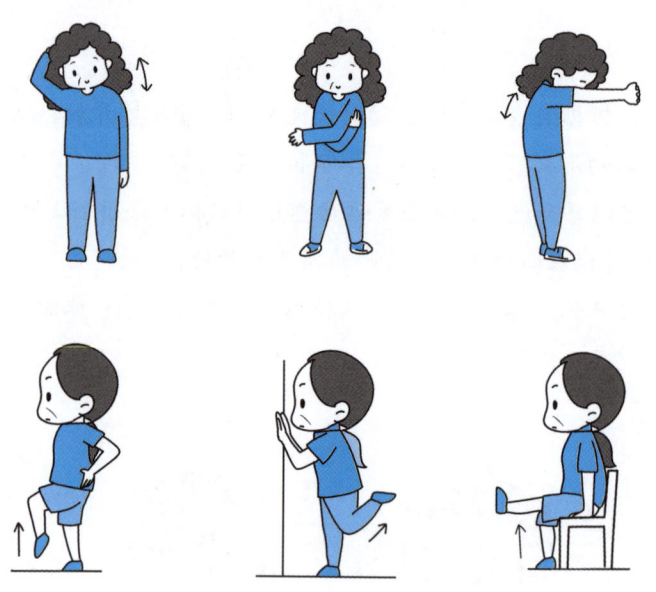

运动后一定要放松和拉伸吗？

运动后一定要有放松过程，不要立即坐下或者躺下休息。

当运动时，身体处于兴奋状态，机体处于高速运转的状态。如果这时突然停止运动，可能会导致血液向四肢聚集，血压发生变化，可能会产生头晕目眩的情况，对于心脏病患者尤其危险。就好像一辆正在高速行驶的汽车，这时你不能突然停车，一定要有一个逐渐减慢的过程才不会有危险。

首先，可以进行10分钟左右的放松，这一过程让心跳、呼吸、体温逐渐下降到正常范围，神经兴奋逐渐下降，肌肉血液回到各内脏器官。之后，可以再进行5~10分钟的拉伸活动。

常见的拉伸动作

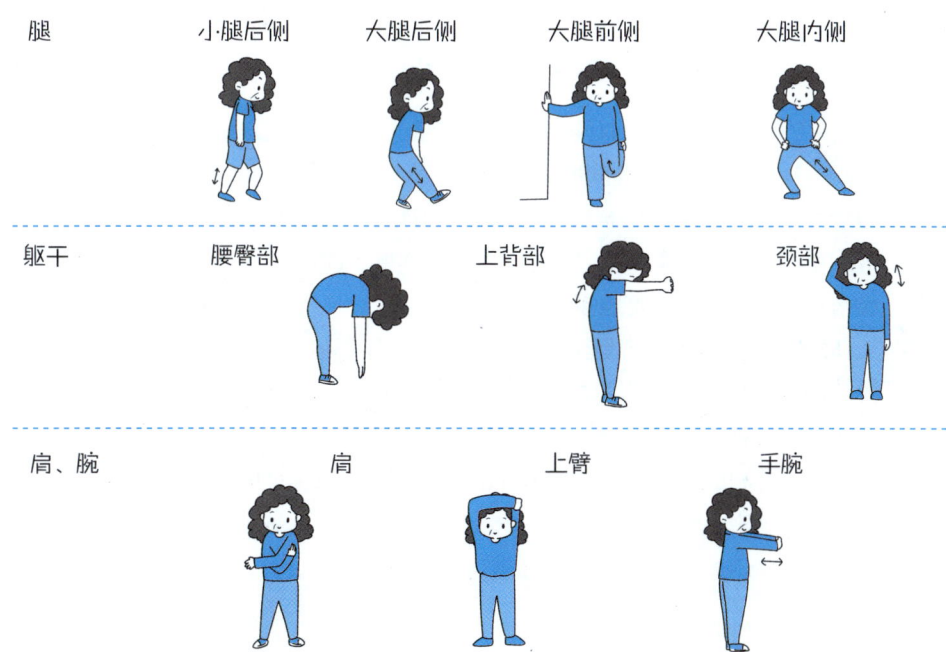

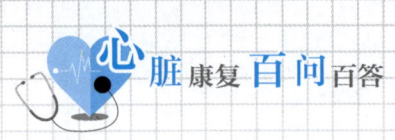

出现什么情况不适合进行运动康复？

在家庭进行运动康复的患者，学会自我观察和自我体查很重要。在运动康复过程中需要密切关注自身的感受，如出现胸闷、胸痛、心悸、头晕等症状时，不要逞强，应立即停止运动，原地休息。同时，心血管病患者应学会测量脉搏，有糖尿病的患者应学会检测血糖，身边常备血压计及急救药物。当出现不适症状时，可及时测量脉搏、血压、血糖等，以便更好地应对紧急情况。

对于一些年龄比较大、病情相对比较重的患者，建议尽量在医院的心脏康复中心进行运动康复训练。居家康复的患者应重视运动康复中出现的各种症状，若出现不适及时记录，并汇报给医师。同时，心血管患者应定期返院复诊，进行相关的检查，让心脏康复医师综合评估后给予安全有效的运动处方。

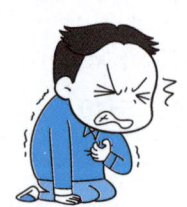

不适症状与自我体查

胸闷痛	反复发作短时间的胸部压榨感或大象踩胸口感，或持续长时间不能缓解的胸痛彻背感
心悸	测心率，心率 <50 次/分或 >120 次/分
呼吸困难	呼吸频率 >30 次/分，血氧饱和度 <90%
咳嗽咯血	剧烈且频繁地咳嗽，甚至咯血痰
关节/肢体红肿热痛	看关节有无发红，触摸关节处皮肤温度是否较健侧高，关节是否有自发疼痛或活动关节后疼痛加剧
发热	测体温，安静状态下测量体温 >37.3℃
头晕头痛	测血压，收缩压 ≥180 mmHg，或舒张压 ≥110 mmHg
心悸冷汗	测血糖，随机血糖 >16.7 mmol/L 或 <4.0 mmol/L
下肢水肿	测体重，72 小时内体重变化 ±1.8 kg

运动中需要关注哪些问题？

1. 首先要了解自己在运动康复过程中身体的警告信号，包括胸部不适或其他类似心绞痛症状等。

2. 注意身体整体状况，只有在感觉良好的时间里进行活动，避免在身体状况不佳或睡眠不足的日子进行，不要勉强运动。对于有运动习惯的人，注意不要过度运动。

3. 在一天中舒适的时间里运动，不要在起床后和饭后马上运动，最好在1~2小时后开始运动。上午和傍晚时间做有氧运动最好，晚上可以做一些柔和的柔韧性运动。运动前做好充分的热身准备，运动后做好拉伸放松。

4. 运动前后适当补充水分及电解质。运动期间如果出汗太多需要及时休息补充水分，一旦脱水则使血液浓度增加，加大血栓形成的风险。

5. 运动中出现不舒服，例如胸痛、头昏目眩、过度劳累、气短、出汗过多、恶心呕吐及脉搏不规则等，应马上停止运动。停止运动后上述症状仍持续，特别是停止运动5~6分钟后，心率仍增加，应继续密切观察，必要时需尽快到医院就诊。如果感觉到有任何关节或肌肉不寻常疼痛，可能存在骨骼、肌肉的损伤，也应立即停止运动，尽快找专科医师就诊。

6. 定期进行医学体检、评估运动能力，及时了解自己的身体状况。

7. 在专科医师的指导下运动，遵循运动处方，不要随意超过或降低运动处方设定的目标心率或自感用力程度，并应注意运动时间和运动设备的选择。

8. 注意天气情况，勿在暴雨、雾霾、强太阳光下进行户外运动。根据环境的变化调整运动水平，比如冷热、湿度和海拔变化等。

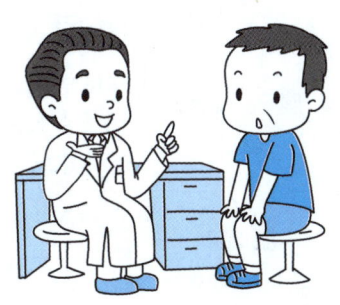

9. 注意着装舒适宽松，穿着运动鞋，注意防滑。

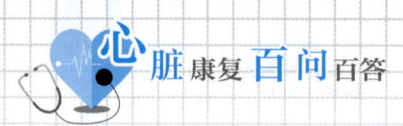

运动中出现不舒服该怎么办?

如在运动过程中出现呼吸困难、胸闷痛、心悸、头晕头痛等不适时,应马上停止运动,原地休息。有条件者可测量脉搏、血压、血糖等生命体征。如经短时休息仍不能缓解者,需要尽快就医。

运动中可能出现的症状及自行处理办法

症状	处理办法
呼吸困难、唇色发绀	立即停止运动,自测呼吸频率和血氧饱和度。坐位休息,有条件者可以吸氧;如5分钟症状无缓解应尽快就医
胸闷胸痛	立即停止运动,测血压、心率。症状不能缓解者可舌下含服硝酸甘油,每5分钟含服1次,15分钟后仍未缓解者需立即就医
头晕头痛、冷汗、脸色苍白	立即停止运动,测血压。如果收缩压>240 mmHg,或舒张压>110 mmHg,或收缩压下降≥20 mmHg,休息5分钟后复测血压无明显下降或收缩压无上升正常水平,仍伴有头晕、冷汗、恶心等症状,需立即就医;糖尿病患者需测血糖,若低于<4 mmol/L,则需立即口服补充糖分,每隔15分钟复测血糖,直至血糖正常,并及时找您的内分泌及心血管科医师复诊
心悸	立即停止运动,测心率。休息2~3分钟后症状改善且无不适,需择期就医;休息2~3分钟后仍有症状且复测心率未恢复常态者,及时就医
关节痛	立即停止运动。无论是有无明确扭伤或挫伤,突发剧烈疼痛,需按以下步骤处理:制动、冰敷、加压包扎、看医师
腹痛、恶心呕吐	立即停止运动,测血压、心率,如有糖尿病需立即监测血糖。记录并关注下一次运动有无再发,并告知您的心脏康复医师;若休息后症状无缓解则需要及时就医
肌肉痛	立即停止运动。疼痛轻微可立即冷敷,24小时后可自行按摩涂药酒,无缓解者需就医治疗。疼痛剧烈需立刻制动并就医诊治

我可以通过运动治疗高血压吗？

运动可以有效协助控制血压。许多高血压患者都有这样的体会，在运动结束后测量血压，发现血压都有明显的降低。特别是一些以舒张压升高为主的高血压患者，在运动后舒张压降低得更加明显。

通过运动调节血压的具体建议如下：高血压患者，除了日常生活的活动外，建议进行每周4~7天，每天累计30~60分钟的中等强度有氧运动（如步行、慢跑、骑车或游泳等）。对于高血压病情比较轻、病程比较短、血压控制比较好的患者，也可以在医师指导下进行阻力或负重训练（如自由举重、固定举重或握力练习等），以提高运动降压的疗效。

需要注意：并非运动强度越大越好！有些患者在运动过程中会出现血压的显著升高，因此在进行运动康复前最好咨询心脏康复的专业医师。对于新发现的高血压患者，可以尝试通过规律运动去改善及控制血压，达到不需要药物治疗的目的。但是已经在服用降压药物治疗的患者，切勿擅自停药，需在医师指导下进行运动和药物治疗，稳定地控制血压，直至达到减少用药、减低远期并发症的目的。

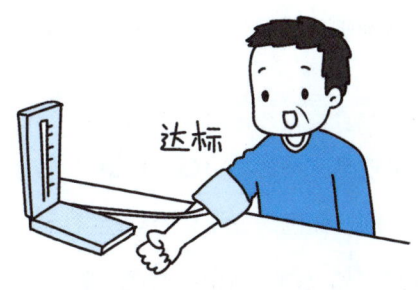

运动可以有效协助控制血压

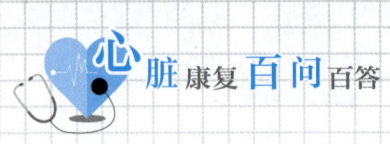

我可以通过运动降糖吗?

答案是肯定的!有科学家发现每周一次的快走或骑车运动即能显著改善空腹血糖水平,降低糖尿病的发病率。规律运动可以延缓糖尿病的进展,有利于减轻体重,减少心血管疾病的危险。但是合并心脏疾病的患者,对于"规律运动"是有要求的。

糖尿病的运动建议

1	在开展运动前,先由医师对您的身体进行全面评估,以确定个体化运动强度
2	建议2型糖尿病患者的最佳运动方式为有氧运动与抗阻训练相结合
3	每周总运动时间至少150分钟,每天累计30~60分钟,一般每周4~7天为宜
4	选择中等强度的有氧运动,快步走是最常见的适宜糖尿病患者的有氧运动,也可根据个人喜好选择慢跑、骑自行车、游泳、健身操、八段锦、太极拳、娱乐性球类活动等
5	切记千万不要空腹做运动!可从您吃第一口饭算起,饭后1小时开始运动,因为这个时候血糖水平较高,不容易引起低血糖
6	选择相对固定的运动时间,如固定在早餐后或晚餐后,以利于血糖控制稳定
7	若出现低血糖预警信号,如乏力、头晕、心慌、胸闷、憋气、发抖、虚汗出等,立即停止运动并补充糖分,若休息仍不能缓解,应立即就医

我平时锻炼挺多的,这是不是就算"运动康复"呢?

锻炼是属于运动的范畴,但是锻炼多并不是代表"运动康复"做好了。因为运动康复有以下要素:明确的运动频率、运动强度、运动持续时间、运动形式和运动进展情况。因此,运动康复与平常的锻炼不一样。

在实际生活中,很多心血管疾病患者都"不敢动、不想动",也有少部分患者"勇敢地运动",甚至极少数患者"运动太过"了。只有在医师指导下,结合患者每个人的病情制订的运动锻炼才符合规范的"运动康复"的要求。

心血管病的患者应该在医师的指导下,通过科学的评估并制订运动康复方案,然后在生活、工作、娱乐中实现"运动康复"。

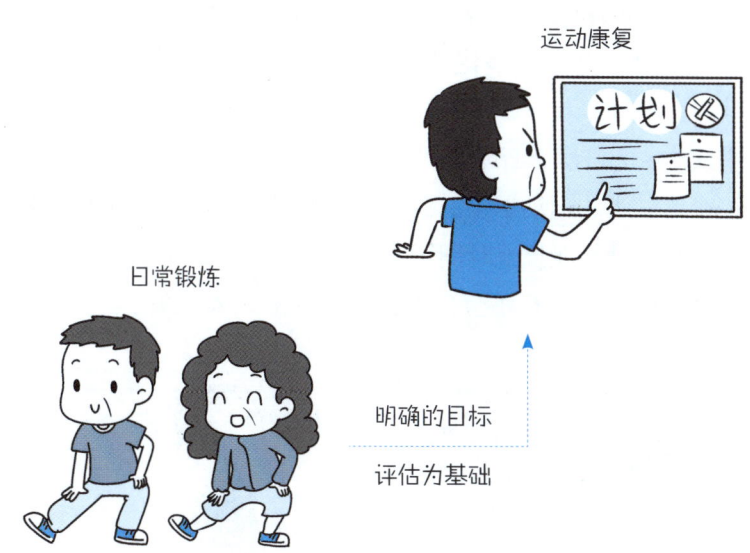

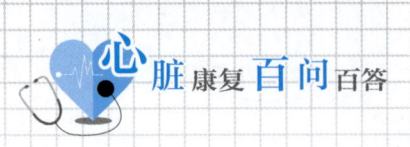

我每天走一万步，运动是否足够？

现在很多时髦的人会使用智能手机或其他计步工具上记录的步行数量来衡量自己一天究竟做了多少"运动"，并认为达到了一万步就足够了。

这个问题的答案真的是因人而异，对于身体状况比较好的健康人或心脏病患者，每天走一万步其实是不够的。但是，对于一些身体状况比较差、走两步都气喘的患者，一万步可能就太多了。

在运动医学界，判断"运动是否足够"，其实是判断运动总量是否足够。而运动总量主要取决于某次运动的强度大小和时间长短两个因素。要达到"足够"的运动量，要么是要有"足够"的运动强度，要么是要有"足够"的运动时间，或者二者兼有之。而运动强度尤为关键。

"一万步"其实只说明了运动时间，并没有涉及运动强度，所以不能单凭走了"一万步"来判断这个运动量够不够，我们还要看运动强度，譬如这个人是慢慢悠悠地散步，还是快步走的，二者的强度明显不同，此"一万步"非彼"一万步"。

对于久坐族群或心脏病患者来说，哪怕只是低强度地散步，每天能走1万步，也可以算是一个比较大的运动量了。但是，对于那些想要提高身体机能或改善疾病预后的人，运动就不能只看时间了，必须要达到一定的强度才能对身体产生刺激从而达到目标。关于运动强度，我们将再后面详细讲解。

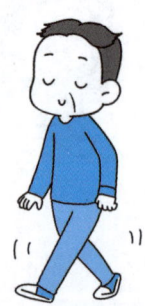

什么是运动强度?

运动强度,指运动对人体生理刺激的程度。运动强度并不只局限于描述运动,所有的身体活动,都可以赋予不同的强度,而这个"强度",是可以通过科学的方法测量的。通过多年的研究,目前大部分的身体活动或运动,都有与之对应的强度值。

正如我们会用多少斤、多少克、多少吨来描述重量一样,运动强度也有它的衡量标准。在运动科学界中,我们通常使用梅脱值(METs)来描述一个运动的强度,梅脱值越大,表示运动强度越大。对于一般健康的成年人而言,小于4梅脱的活动为低强度活动,4~6梅脱的为中等强度活动,大于6梅脱的为高强度活动。对于老年人和心血管病患者而言,则需适当减低运动强度。后面,我们分别给出了不同运动、不同家务及不同日常活动的运动强度对照表。

各种难运动的强度对照表

梅脱(METs)	运动形式
1~2	缓慢散步,固定自行车
2~3	平地步行,慢步上2楼,很轻松的健美操
3~4	略快步水平行走,常速上2楼,水平骑自行车
4~5	快速水平行走,轻松健美操
5~7	疾速水平行走行,骑自行车,蛙泳
7~9	水平慢跑,游泳,划船训练器,骑自行车
≥9	跑步,骑自行车,跳绳,走上坡

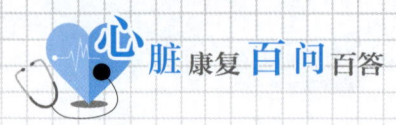

各种家务的强度对照表

梅脱（METs）	家务
1~2	婴儿躺在怀里；收衣服、叠衣服、整理行李
2~3	洗碗，做饭，生炉火；非常轻松地坐着或站着或行走着与动物玩耍；带很小的孩子；儿童护理（站着给孩子穿衣，洗澡，梳头，喂食，偶尔用很轻的力举起孩子）
3~4	拖地、用吸尘器吸尘；站着给狗洗澡；跪着擦地，擦浴缸；同时费力地进行多项家务；打扫房子／车库；老年、残疾人护理
5~6	有点费力地行走或跑着和动物玩耍；宰杀动物；搬家具／移动家具

各种日常活动的强度对照表

梅脱（METs）	日常活动
1~2	吃饭，洗脸，穿衣服，缝纫，编织，开车
2~3	饲养小动物，浇灌植物，站立乘车，洗小件衣服
3~4	背10千克行李徒步，沐浴，擦窗户，铺床
4~5	抱10千克行李徒步，性生活，泡澡，组装和拆床
5~6	单手提10千克行李，步行下坡，干农活
6~7	掘土，扫雪
7~8	锯木头，用力挖掘，携带27~41千克物品上楼梯
>8	连续爬10楼以上，铲雪，携带超过41千克物品上楼梯

什么才是合适的运动强度？

若运动强度过低，不能对身体产生足够的刺激，则很难达到运动康复的目的。但是，若运动强度过大，则又会增加心血管及机体负荷，不仅容易受伤，对于心血管病患者更容易诱发心血管事件，有时甚至会危及生命。因此，适宜的运动强度对心血管病患者尤为重要。

适宜的运动强度，可以由医师通过专业的运动测试或心率公式，以处方的形式给出；也可以通过个人主观感受或简单的谈话试验来判断。建议二者结合使用，尽量在医师运动处方给出的强度范围内进行运动，在运动过程中，可以根据主观感受来调整强度。

确定运动强度

心肺运动试验	对于心血管病患者，有条件者建议进行心肺运动试验来确定运动强度，这种方法最为精确，有助于医师给予精准且个体化的运动处方
计算目标心率	正常成人最大心率计算公式为：最大心率=220-实际年龄。以目标心率来判断心血管病患者运动强度时，运动过程中有效心率范围为：（220-年龄）×（40%~70%）。但是，服用的某些药物可能会影响心率计数
主观运动强度	适宜运动强度的自我感觉应该是：在运动中没有特别不适、少许出汗、呼吸顺畅、能和周围人进行正常的言语交流
谈话试验	运动时，如果说话很轻松自然，说明强度比较小；如果呼吸稍快，能完整地说一句话，属于中等强度；如果不能交谈，则属于大强度了

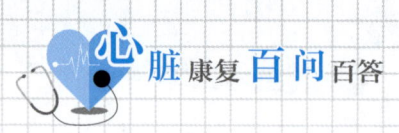

心肺运动试验

1. 什么是心肺运动试验?

答:心肺运动试验是测试心肺功能的一种无创的检查方法。它是在运动负荷状态下观察人体的呼吸、心血管系统及骨骼肌系统的运转情况,一般通过踩踏车或跑平板完成,以获得受试者的静息及运动状态下的心肺数据,例如心电图、肺功能、血压、血氧及气体代谢情况。

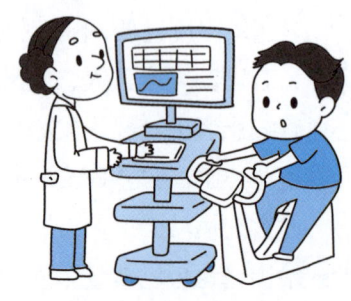

2. 心肺运动试验怎么做?

答:受试者除了需要佩戴血压袖带、连接心电图导联线、血氧探头外,还需要全程佩戴面罩,然后在功率自行车上踏车骑行,并维持一定的速度,踏车的阻力会逐渐增加,类似于骑上坡的感觉,一般情况下,受试者出现下肢疲劳而不能维持转速则运动逐渐停止。若测试中出现胸闷痛、呼吸困难、血压过高等情况时,测试者将终止试验。

3. 为什么要做心肺运动试验?

答:①评估总体健康水平,尤其是心肺功能。

②发现在运动过程中异常的反应,如冠心病、心力衰竭、高血压的患者会有特殊的异常表现,可以此进一步判断疾病的严重程度及预测疾病的发展。

③指导心肺疾病患者进行运动康复。对于患有冠心病、心力衰竭及高血压等心血管病的患者来说,需要通过安全而有效的运动训练,来改善现有症状、预防疾病发展。心肺运动试验可以帮其制订个体化的运动康复方案。

④为有运动需求的人群评估是否存在运动风险。随着运动观念的逐渐普及,有运动需求的人群日益增多,但随之而来的运动风险也不容忽视。近年来,马拉松运动频频爆出猝死的报道,可见运动风险评估的重要性。

⑤外科手术的术前评估。有心肺疾病的患者进行外科手术前,需要对心肺功能进行评估,以判断患者是否能够承受手术及是否会出现术后并发症。

目标心率

脉搏是掌握运动目标强度的很好的工具。脉搏数不仅可以确定运动强度是否适宜，而且可以反映自身身体状况，所以每个人要学会测量脉搏数。

（220-年龄）×40%~70%所得的脉搏数是最适宜的运动强度。例如，某人60岁，他的适宜运动强度对应的脉搏数是：（220-60）×（0.4~0.7）= 64~112次/分钟。

服用的某些药物可能会影响脉搏数，因此患者要注意向自己的主治医师询问哪些药物会影响脉搏数。常见影响脉搏数的药物有：美托洛尔、比索洛尔、地高辛等。

脉搏的测量方法

- 快步走或者运动开始后10分钟左右，马上测定60秒的脉搏数
- 测定位置如图所示，手腕外侧的拇指根部，三指按压测定

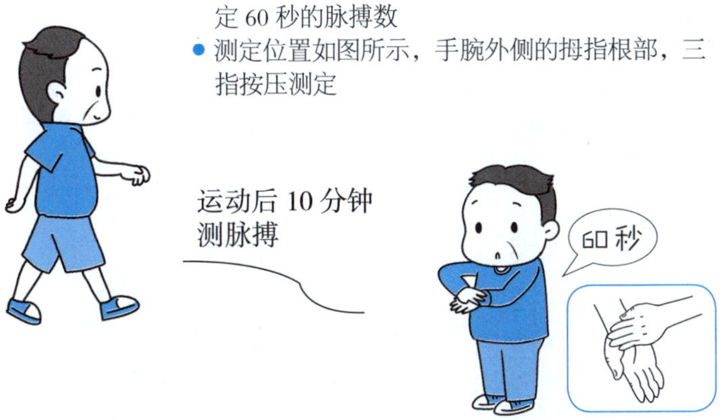

运动后10分钟测脉搏

60秒

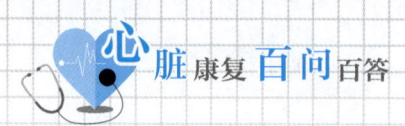

主观运动强度（Borg 指数）

主观运动强度，也叫 Borg 指数，在日常生活中最为常用。根据在运动过程中的自我感觉对运动强度进行分级，从 6 到 20 级，级别越高，主观感觉越吃力，说明运动的强度越大。

适宜的运动强度的自我感觉应该是：在运动中没有特别不适、少许出汗、呼吸顺畅、能和周围人进行正常的言语交流。这时，主观运动强度（Borg 指数）在 11~13 级之间（即自我感觉有点吃力）。

建议心血管病患者初始以 11~13 级来作为目标运动强度，后可根据情况逐渐增加达到 12~14 级。

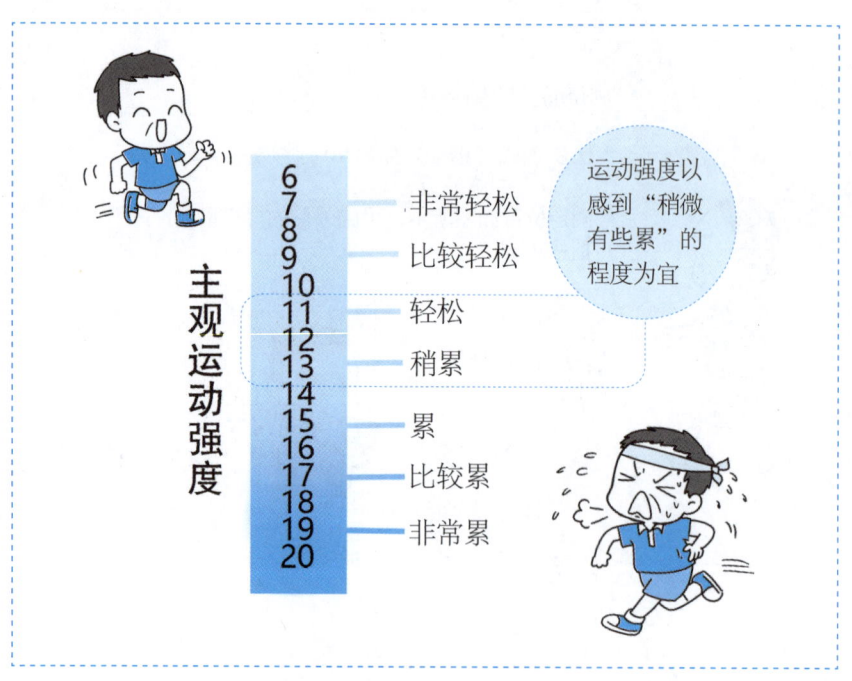

"做家务"和"日常活动"能代替运动吗?

一般来说,"做家务"和"日常活动"是不能代替运动的,也很难达到"运动康复"的效果。

但是,在一些特殊的情况下,也是可以通过做家务及各种日常活动达到"运动康复"的目的:

- 家务活多且生活有羁绊的、年老的、有残疾的心血管病患者。
- 不喜欢外出的或因各种原因不愿意或不能在室外进行运动的。
- 因某些原因导致局限在家里生活的。

这时,医师都会进行专业的个体化评估,对其家务和日常活动进行调整,以达到"运动康复"的目的。

同时,患者自己也可以对照书中的各种家务活动的强度对照表,看看目前家务及日常活动的运动强度等级,在医师开出的运动处方的运动量范围内选择适合自己的家务及日常活动,达到"运动康复"的目标强度。

> 举例:一位76岁女性冠心病患者,出院前可以"一口气"爬2层楼,爬3层会稍气促,医师评估可达到3~4梅脱的运动量;但是患者家住4楼,每天需要照看1岁半的孙子,并且需要至少每天1次买菜做饭,因此室外的运动常受限。
>
> 医师建议:家务可做整理衣服、护理小孩、与小孩玩耍、吸尘等;日常活动可做个人洗护、小孩洗护、拖地、做饭、洗小衣服等。以上家务和日常活动均在3梅脱之内,故建议增加下楼次数为每天2次,来回2次上4层楼梯;增加带小孩下楼玩耍次数2次,每次1小时左右,这样既可以增加运动量及社会娱乐性又不影响家务活,基本达到目标3~4梅脱的运动强度。

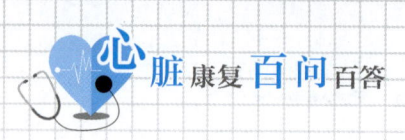

人们常说的"有氧运动"是什么？需要吸氧吗？

有氧运动是指人体在氧气充分供应的情况下进行的体育锻炼。即在运动过程中，人体的心肺功能可以满足锻炼过程中氧气的需求，使吸入的氧气与需求相等，达到生理上的平衡状态。

简单来说，有氧运动是指强度低且富韵律性的运动。例如步行、慢跑、游泳、骑自行车、韵律操、广场舞等，基本都属于有氧运动。

有氧运动的特点是强度低、有节奏、可以持续时间较长。有氧运动过程中，氧气能充分燃烧体内的糖分，还可消耗体内脂肪，增强和改善心肺功能，预防骨质疏松，调节心理和精神状态。有氧运动是提高心肺功能的主要运动方式。

世界卫生组织（WHO）建议健康成年人每周有 150 分钟以上的有氧运动，每次锻炼的持续时间不少于 10 分钟，每周坚持 3 到 5 次。

当运动强度增大时，人体的心肺功能不能满足锻炼中耗氧的需求，此时的运动称之为"无氧运动"。无氧运动大部分是负荷强度高、瞬间爆发性强的运动，例如冲刺跑、举重等。由此可见，有氧或者无氧主要是由运动的强度决定的，与是否吸氧没有关系。

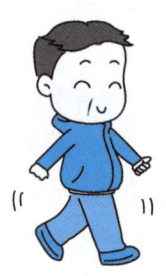
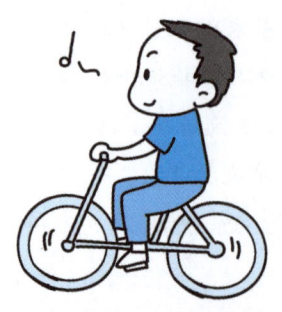
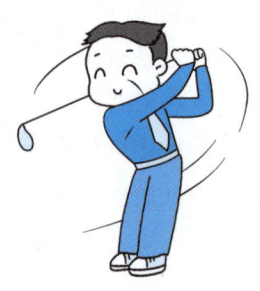

心脏病患者可以"撸铁"吗？

"撸铁"其实是指借助器械进行的特定肌群的力量训练，例如举哑铃。与有氧运动不同，它是通过多次多组有节奏的负重练习起到提高肌肉力量的运动方式，也称之为"抗阻训练"或"力量训练"。此外，一些借助自身体重进行的力量训练，例如平板支撑、站桩、深蹲、俯卧撑等，也属于此类训练。

力量训练可以增强特定肌群的力量和数量，维持人体活动的稳定性和灵活性，显著减少老年患者的跌倒风险，还可改善骨质疏松、提高生活质量，是运动康复的有益补充。

力量训练通常对患者的体能要求比较高，训练不适当易造成身体损伤。因此，心脏病患者需要在专业康复治疗师的指导下开展力量训练。特别是刚刚开始恢复运动的心脏病患者，需要进行一段时间的有氧训练后，才可以开始力量训练。

总之，需要遵循的原则是：医师评估、循序渐进、量力而行。

以梅脱值评估各类力量训练的运动强度

平板支撑	3~4 梅脱
深蹲	3~4 梅脱
俯卧撑／仰卧起坐	4~6 梅脱
力量推举／举重	根据推举重量不同，为 3~6 梅脱；最高强度时可达 8 梅脱

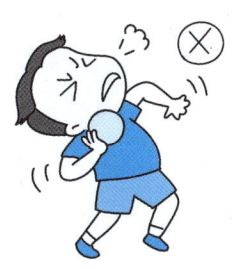
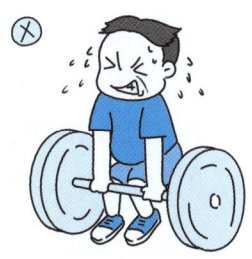

遵循的原则是：医师评估、循序渐进、量力而行。

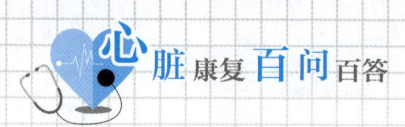

跑步、打球、游泳，我要选哪一个？

选择运动形式时，需要掌握两个基本原则：一是自身的体能可以完成什么样的运动；二是自己的兴趣。

心血管疾病患者首选有氧运动，如步行、游泳、骑自行车或者慢跑。其中步行运动为首选。由于步行运动相对受时间和场地的限制较小，同时患者可以根据心率变化及自我感觉疲劳程度来调节自身速度，多数人可长期坚持，因此是心血管疾病患者出院后的最佳选择。

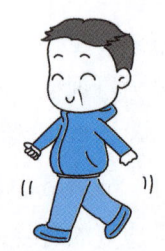

心血管疾病患者出院后的步行运动，可以结合自身体能循序渐进，量力而为。步行的运动强度可以根据步行速度调整，我们以梅脱值来评估不同速度步行的运动强度：缓慢散步为1~2梅脱，正常速度步行为2~3梅脱，稍快为3~4梅脱，依次增加，急速步行或慢跑为5~6梅脱。

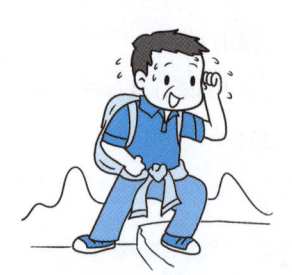

挥拍类运动和游泳也是非常好的运动形式。一项来自英国8万人的10年跟踪研究表明，挥拍类运动降低了47%的死亡率；游泳下降了28%的死亡率。但是挥拍类运动和游泳对体能要求稍高，也需要患者有一定的运动技巧和运动协调性，心脏病患者需充分评估后方可进行。

此外，运动形式的选择一定要结合患者自身实际情况和兴趣爱好，将有益的体力活动融入日常生活中，从"为了健康进行运动训练"转变为"运动使我快乐，让我幸福并能结交知心好友"。

总之，爱好跑步也好，打球也好，首先要清楚地了解适合自身的运动强度，再结合兴趣进行选择。只要动起来并坚持下去，获益总会很大的。

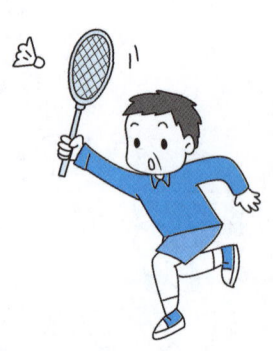

我平时有腰痛、膝盖痛的毛病,该怎么运动呢?

随着年龄的增长,由于关节的磨损、退化等原因,很多人都会有颈部疼痛、腰痛、膝盖痛等情况,在进行运动康复之前,首先需要明确以上部位疼痛的病因,在骨科专科的诊治后,需通过手术治疗的先进行手术治疗,需药物止痛的可先服药,也可通过理疗康复缓解疼痛症状。

有这些症状的患者,在进行运动康复时要和医师充分沟通,告知病情,避免一些不适应的动作或运动可能加重疼痛症状。同时,也可结合病情进行一些有益的拉伸和针对性的肌肉训练。

游泳和水疗可以借助水的浮力减轻体重对关节的压力,是腰痛、膝关节病变等患者的一种适宜的运动形式。同时,对于肥胖患者,也可减轻运动期间由于体重造成的关节损害,起到关节保护作用。有条件的患者可作为首选的运动形式。

日常生活及运动中应该避免的动作

颈部疼痛	避免过度甩头、摇头、低头、仰头动作。如三点支撑倒立姿势、开车时急刹车引起的颈部向前甩的挥鞭动作、长期低头看手机、打麻将等
腰部疼痛	避免腰部过度屈、伸、失衡负重姿势,如长期弯腰驼背姿势、突然过度弯腰/扭腰姿势、下蹲突然起立姿势、单侧肩膀背负重物姿势等
膝关节痛	避免膝关节过度屈、伸、旋转姿势,如弹跳、快速跑、深蹲、举重、爬下山坡、下楼梯等

*有以上症状者咨询康复医师和心脏专科医师,并根据个人情况选择具体运动类型。

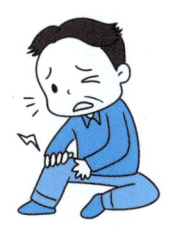
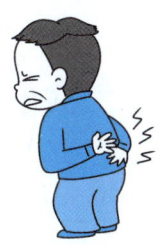

"老胳膊老腿的,腰还老痛,运动对我来说实在是太难了"

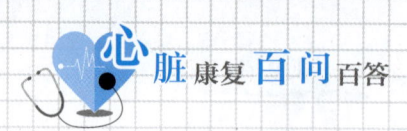

中医气功锻炼对心脏病患者有好处吗？

中医气功疗法是通过气功锻炼来达到治疗某些疾病的一种传统治疗方法，它的起源可追溯到周秦时代的医家，是我国一种传统的健身术。现代研究发现：中医气功疗法对高血压病、心血管疾病、消化系统溃疡、神经官能症等慢性疾患和老年性疾病有一定的辅助治疗作用。

目前常见且有益的中医气功主要有：各式太极拳、健身气功八段锦、五禽戏、六字诀、五行掌等，还有当代学者传承总结的各种降压功、放松功、内养功等。患者选择一两种优秀的功法，按照科学的方法去坚持进行锻炼，对心脏病的康复是可以带来一定获益的。

气功锻炼是在气功入静状态下进行的有呼吸要求的运动，它强调"天人合一""动静结合"，要求在保持松静自然的基础上，全身协调运动，呼吸柔和细缓，使耗氧量降低，心率减缓，血压降低，在整体上提高身体素质，起到防病治病、养生康复、增进练功者身心健康的作用。其主旨为调身、调息、调心：

- 调身是通过身体外形的运动，来调整姿势和动作；
- 调息是调整气息和呼吸形式；
- 调心是调整思绪和情绪。

这三方面的完整融合对于心脏病患者的运动锻炼、呼吸调节和心理状态调整起到一定的积极作用。

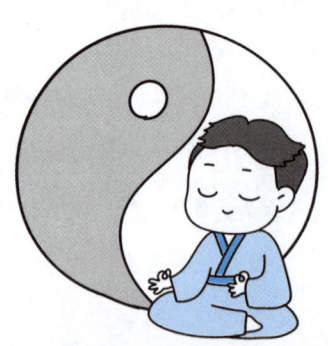

太极拳锻炼对心脏病患者有什么效果？

太极拳是中国首批国家非物质文化遗产，以传统太极阴阳为核心思想，糅合传统武术、中医经络学、古代导引术和吐纳术的精华而形成的一种内外兼修、刚柔相济的拳术功法。

太极拳人称内家拳之首。从中医角度来谈，内家拳注重内功和阴阳变化，讲求意、气、力的协调统一，动作沉稳，姿势含蓄，劲力浑厚，神意悠然，式式暗合医家"道法自然""法于阴阳，合于术数"的思想，是理想的运动保健功法。

太极拳动作相对柔和缓慢，对于心脏病患者或者老年慢性疾病患者来说，更易接受，更有趣味性，坚持参加率高。对于一些喜爱中国传统运动的人群来说，也是很好的选择。

在心脏病患者的运动康复治疗中，太极拳是理想的运动形式之一。有报道指出，通过6个月的太极拳心脏康复干预，心脏病患者的日常运动量提高，体重减轻，生活质量得到改善。大量研究表明，经常打太极拳的益处有：

- 可使心脏冠状动脉供血充足，心脏收缩有力，同时改善呼吸系统功能；
- 可促使静脉血回流心脏，使心脏每次收缩的搏出量增多；
- 可降低血胆固醇的水平，减少动脉硬化致病因素；
- 可增加腿部及腰部的力量，改善腰背疼痛；
- 可增加身体协调性，减缓骨质疏松，减少跌倒风险。

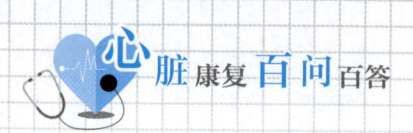

太极拳有杨式、陈式、吴式……哪一种更适合?

太极拳目前流传较广的流派主要有陈式、杨式、吴式、孙式等,各式太极各有特点。

● 陈式流传最早,融合了炮捶拳术的动作,有着众多跳跃、腾空、跌岔、震脚等招式。

● 后来太极宗师杨露禅将高难度动作去掉,改为不跳、不跌、不速、不震,或缩小动作,使姿势较为简单,动作柔和易练,形成杨式太极拳。

● 吴式太极拳由杨式小架而出,由吴鉴泉先生充实和修改,去掉重复和跳跃动作,也是不纵不跳、长于柔化。

● 名家孙禄堂将太极拳、形意拳、八卦掌融会贯通,创编的孙式太极拳动作小巧轻灵,架高步活,方向变化多样,步法进退相随,运转开合相接。

比较而言,杨式太极拳容易上手,动作容易记忆,没有跳跃腾空等高强度动作,运动强度相对较低,安全易行,锻炼效果佳,是比较适合各类心脏病患者的太极拳。当然,如有兴趣也可学习同样不纵不跳的吴式和架高步活的孙式太极拳。至于陈式太极拳,由于运动强度会强于其他诸式,如果想学习,建议咨询专科医师了解是否适合。

国家体委选编的入门级的24式"简化太极拳",也是依据杨式太极拳改编的,亦可选择。

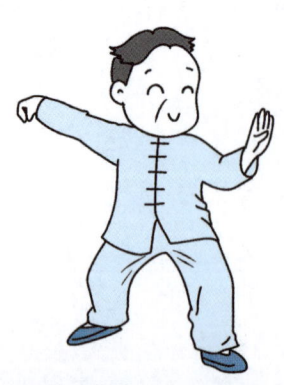

心脏病患者进行太极拳锻炼过程中应该注意什么？

太极拳虽然相对动作柔缓，但仍然是一种体育锻炼。因此，心脏病患者进行太极拳训练前，和进行其他运动一样，需要经心脏康复医师评估，从方式、频率、强度、时间各方面综合拟定运动处方，以达到最好的运动效果，并规避运动风险。特别是对于一些病情相对比较重、年龄比较大的患者，运动锻炼的安全性是第一位的。

在太极拳锻炼的过程中，必须要保护好膝关节和腰髋。膝关节是人体运动的关键部位，但也十分脆弱，老年人由于骨质疏松和肌力下降更易受损。在太极拳的整个套路动作里，膝关节基本上都处于不同程度的弯曲状态，动作时还要受各种方向的作用力。如果训练不得要领，则有可能引发膝关节慢性劳损或炎症，导致膝关节疼痛。

练习太极拳要珍"膝"护"腰"？

保护膝关节	● 避免关节受寒、受风、受湿 ● 在练拳时，根据年龄及自身状况，选择合适的拳架高度，不要盲目追求低姿势，建议老年人选择高架，膝关节弯曲不超过20°~30°为宜 ● 运动中膝关节弯曲的方向必须保持与脚尖的方向一致 ● 拳架要"虚实分明"，让重心在双膝关节间不断转换，膝关节能够减轻负担、得到轮换休息 ● 应在专业人员指导下练习，特别是在练太极拳前就已经有膝关节疾患的人
保护腰髋	● 初学者在太极拳练习过程中应注意躯干的旋转，控制髋关节活动的角度，在练习中应感受髋关节及躯干周围大肌群肌肉用力，促进太极拳练习过程中姿势的控制能力 ● 如果在练太极拳前就已经得了腰部或髋关节的毛病，应该在骨科医师及专业人员指导下正确练习

我可以练习八段锦吗?

当然可以！相对太极拳而言，八段锦更简单易学，且练习无需器械，不受场地、时间限制，祛病健身的作用效果显著。八段锦功法柔和缓慢，圆活连贯，动作不僵不拘，轻松自如，舒展大方，动静相兼，练习时讲求松静自然、准确灵活、练养相兼、循序渐进，神与形合，气寓其中。

八段锦是一套以肢体运动为主的、独立而完整的健身功法，此功法分为八段，每段一个动作，人们把这套动作比喻为"锦"，意为绚丽多彩，美而宝贵，故名为"八段锦"。八段锦功法流传至清末，形成了较完整、固定的动作套路，开始正式以"八段锦"命名，并绘有图像及歌诀：

- 两手托天理三焦，左右开弓似射雕；
- 调理脾胃须单举，五劳七伤往后瞧；
- 摇头摆尾去心火，背后七颠百病消；
- 攒拳怒目增气力，两手攀足固肾腰。

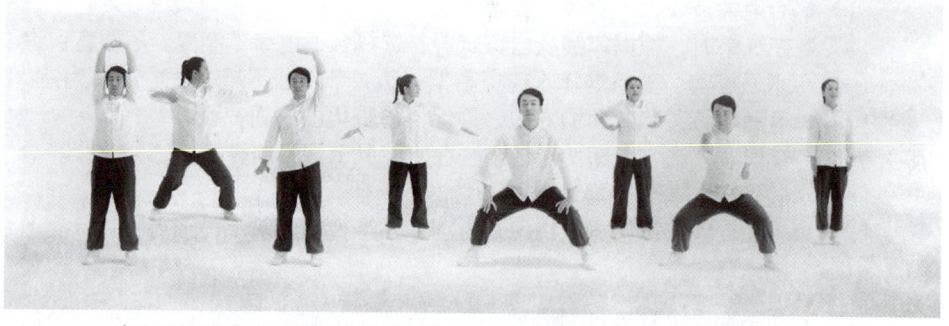

1994年国家体育总局把这套传统的"八段锦"动作基本固定下来并发布，基于此版本，由广东省卫生健康委员会和广东省中医院，在2019年重新拍摄及发布了八段锦的跟练视频和教学视频，包含了详细的动作讲解，感兴趣的读者可通过扫右方二维码收看视频。

八段锦跟练视频

八段锦教学视频

八段锦对心脏病患者有哪些好处和注意事项？

八段锦全套动作精炼，简单易学，运动量适度，非常适合心脏病患者，特别是老年患者的居家康复锻炼。

研究表明，长期有规律地进行八段锦锻炼，可以提高心脏病患者的运动能力，增强心肺功能，改善血压、心率，降低血脂，还可缓解焦虑、抑郁，降低心脑血管疾病发生率，提高患者的生活质量。

在《冠心病康复与二级预防中国专家共识》中，心血管病专家将八段锦列为有利于冠心病康复的运动疗法之一。

在我们的临床心脏康复实践中，发现八段锦对心力衰竭患者运动能力的提高、心肺功能的增强，甚至对远期预后都具有明显的效果。

在此强烈建议心脏病患者在进行心脏康复时，经心血管专科医师及康复医师评估后，在没有禁忌证的情况下，进行八段锦运动锻炼。

八段锦练习注意点

- 一般情况下，八段锦锻炼的运动量在一周应不少于5次练习
- 每次练习可将全套动作连贯做1~2遍，每遍之间休息2~5分钟
- 运动前进行热身活动，运动结束后进行拉伸、整理运动，一次练习在40分钟左右为宜

- 八段锦训练安排灵活，可以整套练，也可拆开选择适合自己的动作单练
- 根据时间或自身健康情况，可以在一天中安排1~2次练习
- 运动强度一般可以根据运动后的自我身体感觉来判断

- 如果运动后精神愉快、脉搏稳定、血压正常、食欲及睡眠良好，次日身体无不良反应，表明运动强度适宜
- 如果运动后身体明显疲劳，脉搏长时间不能恢复，食欲缺乏、睡眠不佳，表明运动强度过大，应及时调整

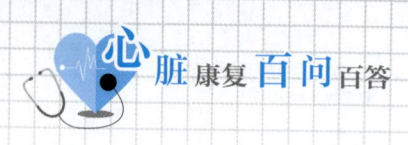

静坐冥想对心脏病患者有用吗?

静坐法,加上冥想、存想或调息法,使修习者从心绪宁静到心身愉悦,进入心明清空的境界,这是我国自古以来就十分推崇的身心锻炼方法。如《黄帝内经》所说:恬淡虚无,真气从之,精神内守,病安从来?

当一个人的内心长期处于过度担心、牵挂和思虑,或者充满了过多负面情绪,吃不下、睡不着,身心疲惫不堪,甚至焦虑、抑郁,都会增加罹患心脏病的概率的。对于心脏病的患者,这些心理状态也是会导致心脏病再发或加重病情。

静坐冥想对于改善冠心病等心脏病患者的精神心理状态、缓解焦虑抑郁均有一定作用。静坐冥想在改善患者的血压、空腹血糖、胰岛素水平及神经系统等方面亦有疗效。由此可见,静坐冥想通过对心理状态、意识状态的锻炼,对于心脏病患者来说是有一定作用的。

静坐冥想过程中静心是根本,静坐只是形式和辅助。如果不能静心,静坐时间再长也无用。如果能够静心,行、立、坐、卧都可以修炼,不一定拘泥于静坐。"一花一世界,一叶一如来。"当心慢慢静下来了,我们就可以更清楚地触摸内心,与内在的、真实的自己在一起,宁静、平和、恬然,这才是静坐冥想的根本。

此外,需要注意的是,静坐时间不宜过长,日常生活和工作中的其他时间能不坐就尽量不要坐了,同时配合适当强度的日常运动锻炼,做到动静结合。

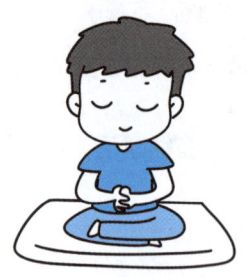
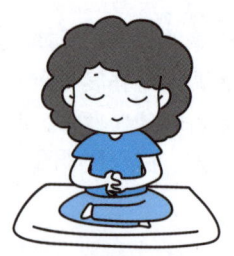

心脏病患者如何进行中医养生？

自然界是人类生命的源泉。

心脏病患者要维持生命活动，必须顺乎自然，适应自然变化规律。中医经典古籍《黄帝内经》就明确指出养生的以下"五大法则"：

法于阴阳	人生活在自然界中，要顺应四时之气的变化，才能使自身的阴阳气血得到平衡
合于术数	生命在于运动，养生之道要掌握健体之术。中医养生运动很多，如走路、导引按摩、叩齿漱津、八段锦、五禽戏、太极拳等，通过这些运动均能达到健体强身、延年益寿的目的
食饮有节	"五谷为养，五果为助，五畜为益，五菜为充"，日常膳食要合理搭配。不合理的饮食、营养过度或不足，都会给健康带来不同程度的危害
起居有常	生活作息需要养成一定的规律
不妄作劳	生活中要劳逸结合，不要违背常规过度劳动。另外，要节制房事，保护肾精才能时刻精神饱满、体力充沛，延缓衰老

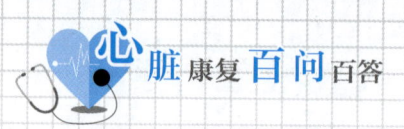

心脏病患者在不同季节里应该怎么养生保健？

中医认为，养生的方法应该遵循自然界万物生长变化的规律，顺应春生、夏长、秋收、冬藏的四季不同特点而适当调整，即所谓"四时养生"。基本原则为"春夏养阳，秋冬养阴"。

心脏病的发生发展与气候变化有关，特别是在剧烈的温度变化、气候转折时，可能会诱发或加重病情。建议可按下列方法适当调节个人生活起居：

◎ **春季**

天气乍暖还寒，早晚温差加大，肌肤腠理渐开，容易感受风邪。心脏病患者如患上呼吸道感染等疾病容易加重心脏病病情。因此，起居上应注意保暖，避免感受外邪。春季阳气升发生长，饮食上可酌情食用辛温类食物以促进阳气升发，如豆豉、生姜、大蒜、葱、香菜等。新鲜上市的青绿果菜也是春季应时的食物，可以适量食用。

◎ **夏季**

夏季是自然界阳气最旺的季节，人体气血运行加快、出汗增多，容易导致心阳耗损。起居上应避免阳光暴晒，以防耗伤心气。饮食上宜清淡，可多食粥类，如绿豆粥、莲子百合粥、银耳羹等，或可冲泡一些茶饮，如鲜荷叶、鲜薄荷、茉莉花等。为防止心脏负担突然加重，心脏病患者切忌暴饮，一般一次饮水量不要超过 400 mL。

◎ **秋季**

秋季是万物收敛封藏之季，要尽可能少食葱、姜、辣椒等辛味之品，适当多食一点酸味果蔬。秋天会出现一些以干燥为主的症状，如口唇鼻咽干燥、大便干结、皮肤干燥等，故可适当食用如芝麻、糯米、蜂蜜、枇杷、乳品等柔润食物。还可服用滋阴益气的中药，如人参、沙参、西洋参、百合、川贝等，以缓解秋燥。

◎ **冬季**

冬季应顺从"冬藏"。建议早睡以固护人体阳气。应多食黑色的食物，如黑豆、黑芝麻、黑米等。冬季是进补强身的最佳时机，适当注意辛甘温热食品，如狗肉、羊肉、胡椒、核桃、枸杞、红薯等。

电视广告里的心脏病保健品可以服用吗？

保健品不是药品，只是一种营养补充剂，可以通过调节人体某种生理机能、强化免疫系统等机制起到保健作用。其本质不是药品，一般不具有药物的疗效。所有正规的保健品都不可能具有任何替代药物的功能。所以不管是通过什么渠道推销售卖的保健品，就算是在权威电视台播的广告，均不能替代药物！

那么心脏病患者如何选购保健品呢？

● 首先，要从专科医师那里详细了解自己疾病的相关信息，什么能吃，什么不能吃，先要心中有数。

● 第二，要明白保健品是食品、不是药品这个道理，怀着购买有针对性地调节生理机能的食品的心理，方可选购正规保健品，"三无"产品是绝对不能购买的。

● 第三，接触到保健品时，先看有无"小蓝帽"和QS标志，是否有药号，若无则为"三无产品"。如果对此保健品有所怀疑，可记下保健食品批准文号，在国家市场监督管理总局网站的数据库中查询。保健食品的标志为天蓝色专用标志，与批准文号上下排列或并列，只有认清批准文号才能保证是经过有关部门审批的。

● 第四，要看清楚生产日期及保质期，有无卫生许可证号，详细查看产品说明书，看清自己是该产品的"适宜人群"还是"不适宜人群"。必要时，也可将保健品连同包装一起带给你的心血管医师咨询。

切记，心脏病患者不能因为服用保健品就擅自停用药物，以免延误治疗！

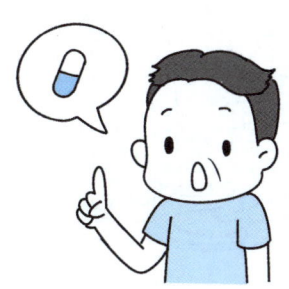

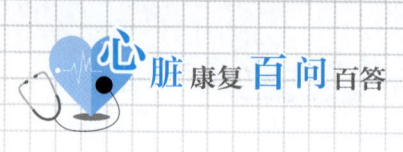

心脏病患者可以喝保健药酒吗?

中医认为,酒性温而味辛,温者能祛寒,辛者能发散,所以酒能疏通经脉、行气活血、蠲痹散结、温阳祛寒。聪明的中国人民在长期的生产生活实践过程中将药物与酒结合,发明了"药酒"。用酒浸渍可使药材中的药用成分得到较高溶解度,类似于用乙醇萃取,而酒本身能疏通经脉、祛寒行气等,能助药势直达病所。

根据药酒中所选用的药材不同,保健药酒的功能大致可分为补气、补血、滋阴、补阳和气血双补等类型。广义上说,保健药酒也属于中成药的一种,服用药酒必须辨证论治,实热之人忌服。虚证之人服用,也必须先辨别属于气虚、血虚、阴虚还是阳虚,然后选择服用。只有这样才能获得药酒中的保健治疗作用。

药酒虽然有一定的保健功效,但毕竟酒属于燥热之品,不宜过量饮用。心脏病患者中心率过快、心功能不全、血压过高或者正处于急性发作期者不建议服用药酒和其他任何酒类。从不饮酒或者是一喝就醉的人,当然也不必通过饮药酒来保健。同时,酒精性心肌病、消化性溃疡、痛风、高血压、酒精过敏者均禁止饮酒,对药酒也应该退避三舍。

因此,药酒虽然可以带来保健和治疗作用,但是喝下的每一口酒精都可能会增加得病甚至患癌症的风险。中医药学里也有其他的保健手段和疾病预防方法,完全可以替代药酒,不必非要通过饮酒来防疾治病。

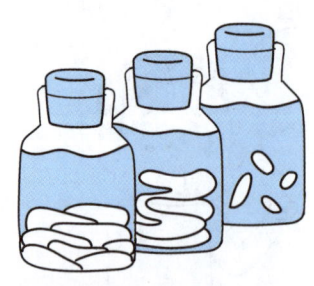

我得了心衰病,医师要我控制饮水量,那我还能喝汤吗?

慢性心力衰竭是一种迁延日久的慢性病,导致心力衰竭发生或加重的原因与生活息息相关。患者做好自我管理后才能最大限度地稳定病情,预防复发。心衰患者过多饮水或饮汤等,容易加重心脏的负担,导致病情加重,所以心衰患者在日常生活中要做好各种摄入液体的管理。

1. 心衰患者喝水的原则:限制饮水、保持"出入平衡"

记录摄入液体(含饮水及喝汤等各种液体)总量和排出总量(小便量)。当排出量多或者出汗较多时,可适当增加饮水;而排出少,则控制饮水。另外,饮水时应小口缓慢咽下,不可快速喝进大量液体。病情稳定的心衰患者每天的液体总摄入量应控制在 500~1 000 mL。

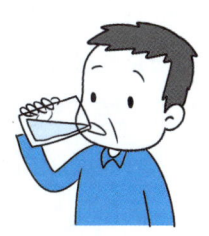

2. 记录体重

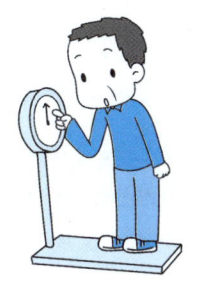

清晨排空膀胱,保持衣服重量每日一致后再称重。如体重突然增加(3天内体重增加≥2公斤或每天体重增加≥1公斤),则表示体内的"水"增多,这通常意味着心衰加重,应尽快复诊调整药物。

3. 限钠盐摄入

吃进去的盐在体内有存留水分的作用,因此心衰患者应控制盐的摄入量。稳定的心衰患者,钠盐应限制在 3~5 克/天;中重度心衰患者,钠盐应小于 2 克/天。同时,需慎用代盐食品。

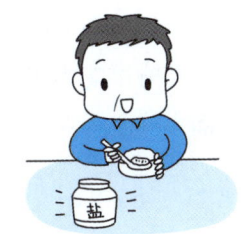

除了以上三点以外,心衰患者在日常生活中还应注意控制体重、戒烟、限酒(最好不饮酒)、适当运动等。此外,还需定期到医院复诊,按照医师的医嘱服用药物,勿擅自停药、改药等,以稳定病情,减少病情反复。

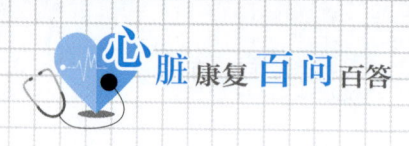

听说得了高血压就不能吃人参,是这样吗?

人参,自古被推崇为补气之圣药,能大补元气、补脾益肺、安神益智,被称为"活人之灵苗"。对此佳品,有些高血压患者却可能听到过一些说法,认为人参、黄芪等补益中药比较燥热,高血压患者服用后会导致血压过高,不宜服用。这种说法到底对不对呢?

中医用药讲究的是"辨证论治"。判断补益中药能不能吃,需要根据食用者的体质及疾病的证型。通俗地说,如果你有虚证,就可以服用补药;不是虚证而是实邪之证的,就不可以服用补药。当然,服用何种补药,是补阳还是补阴,是补气还是补血,要视乎虚证的性质来判断。所以,高血压患者能不能服用补药、什么时候能服用补药,是不能一概而论的。

高血压作为一种慢性疾病,随着环境、年龄等变化,因时因地的不同,每位患者的证候特点是不一样的。有些患者是阴虚,有的是阳虚,有的是气虚等等。即使是同一个患者,在不同的时期,其证候特点也不是一成不变的。因此,相对应的补益药自然也要随之变化。因此,在服用补益类中药前,必须听从专业中医师的辨证及选药建议。

由此可见,人参虽是百草之王,却也非百无禁忌,更不能因为它大补元气而服用过量。虚证的高血压患者是可以服用人参的,但是当血压控制欠佳,如收缩压 >180 mmHg 时,无论哪一型病者均暂时不宜服用人参。此外,人参具有提神醒脑的作用,适宜白天服用,有些患者夜间服用后会出现失眠的现象,进而影响血压。

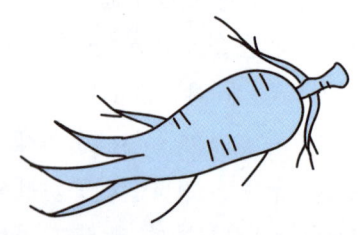

红参、生晒参、西洋参等各类参该如何选择？

人参是五加科人参族人参属的植物，按种植来源分为野山参、林下参、移山参、园参等。根据加工方法不同则可分为红参、生晒参、白参、糖参、蜜参、保鲜参等。

生晒参，是指人参采集后洗净直接晾晒而得，由于其保留了人参本身的颜色，故也称白参，其性较平和，不温不燥，既可补气又可生津。

红参是以优质鲜人参经刷洗、蒸制、烘干而制成。由于经过蒸制后颜色变红，故称为红参。红参药性偏温热，具有补气温阳的作用，适用于阳气虚弱的患者。此外，还有参须，以红参须为多见，性能与红参相似，但效力较小而缓和。

高丽参专指朝鲜半岛出产的人参，在我国享有盛誉，质量最好的加工成红参，其余加工成白参。通常所说的"高丽参"指的就是高丽红参。

西洋参、太子参、党参其实并不是人参，是分属不同科植物的类"参"的补益类中药。西洋参原产北美，性凉，入心、肺、肾三经，偏于养阴。太子参性平，归脾、肺经，能益气健脾，生津润肺。党参味甘性平，功擅补中益气，和胃生津，祛痰止咳。

参类选择小知识

● 日常食疗保健可选太子参、党参、人参须；

● 有明显的体虚乏力或年老久病者可根据病情依次选择生晒参、红参、高丽参；

● 夏季补益或气阴两虚、口干身倦者可选西洋参；

● 服用方法：炖服、嚼食、磨粉、代茶饮等；

● 无论何种参，均不宜过量服食。

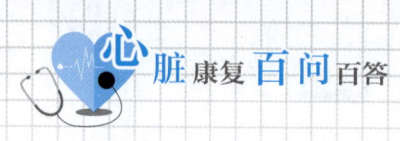

什么是"药食同源"？什么是"药膳保健"？

古代我们的祖先在寻找食物的过程中发现有些东西可以用来治病，就称为"药物"；有些东西可以作为饮食饱腹之用，就称为"食物"。而其中有很多东西，既能当作饮食之用，也能达到治疗疾病的目的，兼有药、食两用，于是就产生了"药食同源"的说法，可以归入食疗药膳范畴。

《金匮要略》中指出："所食之味，有与病相宜，有与身为害，若得宜则益体，害则成疾。"意思是说，我们吃的食物，都是有性味属性的，比如鸭肉偏凉，羊肉偏温。如果食物与疾病是相适合的，就会对疾病有益；如果不适合，就会对身体有害。药膳保健的目的就是通过食用与疾病相宜的食物来辅助疾病的治疗及康复。

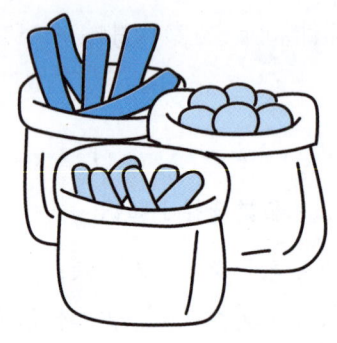

心脏病患者可以用的"药食同源"的食材有哪些？

虽然我们说"药食同源"，但食物仅能起到辅助治疗的作用，不能代替药物。另外，如果合并有糖尿病、痛风、肾功能不全等疾病，需咨询专科医师，结合个人具体情况有选择地食用。

心脏病患者适宜的药食同源食材

功效	食材
降压调脂	菊花、芹菜、山楂、洋葱、银耳、黑木耳、大蒜、荠菜、胡萝卜、昆布、茭白、玉米须
养心安神	莲子、百合、龙眼肉、酸枣、茯苓
补益气血	人参、当归、阿胶、桑椹、蜂蜜
健脾补肾	山药、白扁豆、芡实、薏苡仁、大枣、莲子、覆盆子、黑芝麻
滋补阴液	百合、玉竹、黄精、枸杞子
消食化积	山楂、鸡内金、麦芽、莱菔子、布渣叶
润肠通便	火麻仁、决明子、郁李仁、黑芝麻

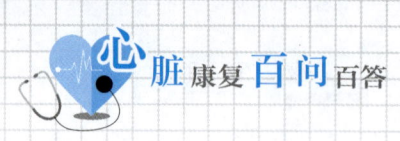

冠心病患者有哪些"药食同源"的食物可以选择？

结合现代研究及中医理论，我们总结了一些适合冠心病患者进行养生保健的食材。但需要注意，这些药食同源的食材均应结合患者的症状、体质及中医辨证，不可盲目使用，必要时应该咨询医师，在医师建议下选择使用。此外，食物不是药物，这些食材在冠心病的治疗过程中仅能起到辅助治疗的作用，不能代替药物治疗。

冠心病患者适宜的药食同源食材

名称	功效	适合人群及用法
龙眼肉	补益气血，养心健脾	冠心病心脾气虚、乏力倦怠者，常用量为9~20克
百合	宁心安神，润肺止咳	冠心病伴有心烦、心慌心悸、失眠者，常用量为9~30克
薤白	理气宽胸，通阳散结	冠心病阳虚胸痛、胸闷气滞者，常用量为9~20克
山楂	健脾开胃，活血化瘀	冠心病兼高血压、高脂血症者，常用量为9~15克
桑椹	滋阴补肾，生津润肠	冠心病有腰膝酸软、便秘者可常服食，常用量为9~30克
茯苓	补脾渗湿，宁心安神	冠心病心脾气虚，伴心悸、失眠者，常用量为6~15克
酸枣仁	养心安神，宁心定志	冠心病伴心慌心悸、失眠者，常用量为9~30克
菊花	疏风清热，平肝明目	冠心病伴有高血压、两目干涩者，常用量为9~15克
肉桂	助阳散寒，温通经脉	冠心病阳虚寒凝、胸闷胸痛者，常用量为1.5~4.5克，焗服

听说吃木耳、芹菜能降压，是真的吗？

很多高血压患者希望通过食用某种"特效"食物能治疗高血压，避免服用药物。在这里，我们要先给有这种想法的人泼点冷水。虽然中医有"药食同源"的说法，但是食物毕竟不是药物，并不能起到药物的治疗作用。

木耳中的多糖成分具有一定的抗凝血、降血脂、预防动脉粥样硬化的作用。芹菜中含有芹菜苷、佛手苷等成分，具有一定的降血压、降血脂、预防动脉粥样硬化的作用。但食物中的这些有益成分含量比较低，日常食用只可以起到保健作用。到现在为止，尚没有研究证明通过服用木耳、芹菜等食物可以治疗高血压，故其不能替代药物。

可口味美、营养丰富的果蔬是高血压病患者合理膳食所提倡的，除了前面提到的木耳、芹菜以外，香菇、洋葱、海带、大蒜、胡萝卜、山楂、菊花、荸荠、醋等也具有一定的心血管保健作用，心血管病患者可以根据自己的喜好选择食用。但无论如何，食物是不能替代药物的！

敲黑板！小提示！

木耳、芹菜、醋泡花生等食物具有一定的心血管保健作用，但不能依靠上述食物降压，不能因为服用这些保健食品而随意停用降压药物。高血压患者需积极监测自我血压、定期复诊、与医师沟通病情、按照医嘱服药，对自己的健康负责，做自己健康的主人！

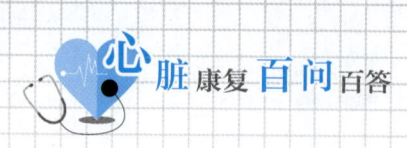

大家常说"以形补形",心脏病患者吃猪心能补心吗?

民间流传"以形补形"的说法,比如说"吃核桃补脑""吃猪肚补胃气""吃猪血补血",这种说法在中医食疗里的确能找到一些理论依据。中医认为天地万物,草木禽兽是一体的。看似相距甚远却形状相近的两种物体,之所以有相似的形状、味道、颜色等,实际上是因为其内含的相同或近似的某些物质基础,在内在的规律下形成的。因此,中医总结出了五脏、五味、五行、五色相对的理论。

但是,"以形补形"这种食疗上的说法并不是中医公认的理论,它只是对这一类现象的模糊总结,并不完全符合中医辨证论治。中医食疗秉承中医药的一贯精神,对食物要辨寒热温凉,治疗上需要辨虚实阴阳,并不会简单地用"以形补形"作为手段。所以,"以形补形"有时候是适用的,有时候却并不正确,不要盲目听信。

《本草纲目》认为猪心味甘、咸,性平,归心经,功能养心安神、镇惊,主治惊悸怔忡、自汗、失眠、神志恍惚、癫、狂、痫等。营养学分析猪心含有蛋白质、脂肪、钙、磷、铁、维生素B_1、维生素B_2、维生素C及烟酸等。心脏病患者如果属于素体虚弱、心悸怔忡者,可以适量服用猪心来调理。

但需注意,动物内脏的胆固醇含量较高,不适于冠心病、高血压、高脂血症等患者长期服用。另外,动物内脏属于肥甘厚味之品,脾胃虚弱、消化能力差的患者也不适宜大量服用。

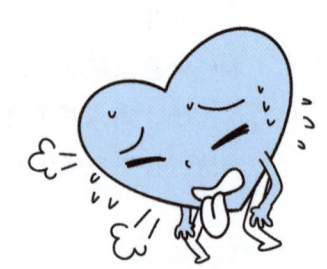

可见,如果想进行食疗保健,也须辨别清楚食材的寒凉温热,明确自己的体质虚实,从而判断是否合适,切不可一味盲从"以形补形"之论。

高血压可以选择哪些药膳用以保健？

中医认为饮食不节是高血压的主要病因之一，如过食肥甘、嗜咸，或饮酒过度等，这些均可损伤脾胃，脾失健运，聚湿生痰，痰郁化热，引动肝风，夹痰上扰而导致高血压病。因此，高血压患者宜清淡饮食，少吸烟、饮酒，忌腥味、油腻、辛辣、过咸的饮食。在治疗上常使用一些中药治疗。根据高血压中医证型特点，推荐患者适宜药膳如下：

◎ **枸杞菊花茶**

枸杞子 15 克，菊花 5 克。以沸水冲泡 30 分钟后，代茶饮。

适用：高血压患者，见头晕目眩、烦躁口苦者。

◎ **菊楂决明饮**

菊花 5 克，生山楂片 10 克，决明子 10 克。

适用于：高血压合并高脂血症患者，见头晕头痛、大便干燥者。

◎ **陈皮米仁饮**

陈皮 5 克，薏苡仁 30 克。将薏苡仁洗净布包，加水 500 mL，与陈皮同煎，去渣服用，亦可加少量红糖调味。

适用：高血压患者，见头昏头重、胸闷有痰、舌苔厚腻者。

◎ **何首乌粥**

何首乌 60 克，大米 100 克，大枣 3~5 枚。先将何首乌加水煎取药汁，去渣后加大米、大枣同煮为粥。

适用：高血压患者，见头脑昏蒙、腰膝酸软、大便不畅者。

◎ **二黄炖母鸡**

黄芪 20 克，黄精 20 克，母鸡 1 只，葱、姜少许。母鸡洗净去皮去内脏，加入黄芪、黄精、葱、姜，加水武火烧滚后撇去浮沫，文火炖烂，加适量油、盐调味，喝汤食肉。

适用：高血压患者之年老体弱、久病体虚、乏力气短者。

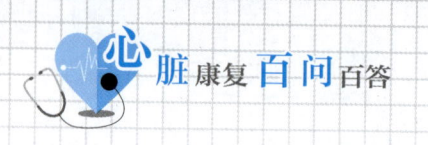

冠心病患者可以选择哪些药膳用以保健？

每一种食物同中药一样，均具有不同的性味，即为"食性"，如酸、苦、甘、辛、咸及寒、热、温、凉、平，这种食性对机体功能及疾病具有调整和治疗作用，在应用食材时，应辨证施膳，才能提高疗效。根据冠心病中医证型特点，推荐患者适宜药膳如下。

◎ 山楂荷叶薏米粥

山楂、薏苡仁各 20 克，鲜荷叶 50 克，葱白 5 根，大米 100 克。将山楂、荷叶、薏苡仁、葱白共同水煎，取汁去渣。大米置于砂锅中，加入药汁及适量清水，煮至粥熟，加少许食盐调味。

适用：冠心病合并高脂血症患者，见胸闷、食欲缺乏、舌苔厚腻者。

◎ 参枣益心煎

人参 5~10 克，大枣 3 枚，橘皮 3~5 克。水煎或隔水炖煮，晨起服用，每周 3 次。

适用：冠心病患者，见体虚乏力、心慌气短者。

◎ 参芪二子汤

人参 6 克，黄芪 15 克，枸杞子 15 克，莲子（去芯）30 克。将人参、黄芪装纱布袋内，先加水煲 1 小时，后加入枸杞子、莲子再煲 20 分钟，取汤，可加少许冰糖调味。

适用：冠心病患者，见胸闷胸痛、动则加重、气虚乏力者。

◎ 薤白炒肉

新鲜薤白 20 克，瘦肉 100 克，食盐、姜、葱少许，炒熟即可。

适用：冠心病患者，见平素体寒、时觉胸闷者。

◎ 枣仁舒眠粥

酸枣仁 10 克，莲子 15 克，大枣 3 枚，鲜百合 2 头，薏苡仁 20 克。大米洗净，放入酸枣仁、莲子、大枣、薏苡仁后，加水煮粥，最后放入新鲜百合。如喜欢肉粥者亦可加猪肉或鸡胸肉调味后煮粥。

适用：冠心病患者，见心神不宁、自觉心悸、多梦易醒者。

心衰患者可以选择哪些药膳用以保健？

心衰患者在服用药膳汤粥时需注意每日饮用液体总量，不宜大量饮水喝汤，以免加重病情。根据心衰的中医证型特点，推荐患者适宜药膳如下。

◎ **党参淮山薏米煲排骨**

党参30克，山药15克，薏苡仁30克，排骨200克，排骨洗净切段，各药洗净，共入锅加水煮汤，饮汤吃肉。每日1次，每周2~3次。

适用：心衰患者，见气虚乏力、食欲缺乏者。

◎ **圆肉百合粥**

龙眼肉10克，新鲜百合30克，大枣3枚，大米100克。将龙眼肉、大枣加入大米同煮，共煮为粥，待将熟时加入新鲜百合，煮熟，早晚服食。

适用：心衰患者，见面色少华、心悸失眠者。

◎ **白术茯苓粥**

白术15克，茯苓15克，陈皮3克，生姜1克，砂仁3克。将上五味药煎汁去渣，加入大米100克同煮为粥。

适用：心衰患者，见乏力、食欲缺乏、胸闷腹胀者。

◎ **赤小豆冬瓜煲乌鱼**

乌鱼100~200克，冬瓜（不去皮）200克，赤小豆10克，葱白3条，生姜5片。将乌鱼去鳞及内脏洗净，与冬瓜、赤小豆同入锅中，加水煮熟。每日1~2次。

适用：心衰患者，见下肢浮肿者。

◎ **参芪炖乌鸡汤**

党参30克，黄芪15克，乌鸡肉200克，葱、姜少许。鸡肉洗净切块，与党参、黄芪一起放入炖盅内，加开水适量，文火隔水炖，加油、盐调味，食肉饮汤。

适用：心衰患者之年老体弱、久病体虚、气促、食欲缺乏者。

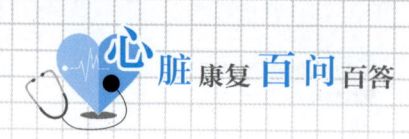

心律失常患者可以选择哪些药膳用以保健？

中医认为心律失常大多是由于心脏气血不足、心神失养所导致的，在治疗上常使用一些具有益气养心、安神定悸的中药治疗。根据心律失常中医证型特点，推荐患者适宜药膳如下。

◎ 五仁养心粥

柏子仁5克，酸枣仁5克，五味子5克，薏苡仁15克，莲子20克，粳米100克。将柏子仁、酸枣仁、五味子加水煎煮，取汁备用。薏苡仁、莲子、粳米淘洗干净，加入药汁熬成米粥，每日1剂。

适用：心律失常患者，见心悸乏力、食欲缺乏、失眠者。

◎ 圆肉百合粥

龙眼肉10克，新鲜百合30克，大枣3枚，大米100克。将龙眼肉、大枣加入大米同煮，共煮为粥，待将熟时加入新鲜百合，煮熟，早晚服食。

适用：心律失常患者，见面色少华、心悸失眠者。

◎ 参麦莲子粥

红参5克，麦冬10克，莲子15克，蜂蜜5~10克。将红参、麦冬洗净加水，小火熬沸1小时，加入莲子熬煮20分钟，以蜂蜜调味后，趁热服用。

适用：心律失常患者，见心悸乏力、口干咽燥者。

◎ 归芪乌鸡汤

当归10克，黄芪20克，乌鸡1只，葱、姜少许。将乌鸡洗净切块，加入当归、黄芪、葱、姜，并加油、盐调味，置武火上烧沸，再用文火炖煮1小时即成，食肉饮汤。

适用：心律失常患者之年老体弱、久病体虚、心悸乏力者。

心脏病患者适合艾灸治疗吗？

艾灸、热疗等保健治疗属于中医传统的外治法。推拿、艾灸、脐疗、足心疗法等是通过局部刺激、经络调节，激发经气的活动，使气血顺畅、调整人体紊乱的生理生化功能，从而达到防病治病目的的一类治疗方法。

艾灸的历史源远流长。艾叶具有温经散寒的作用，通过在局部穴位燃烧，加大其温通功效，起到温通散寒、疏通经络的作用，主要用于治疗各种阳虚寒证，以及由此导致的各种痛症。现代研究表明，艾灸对人体局部的温热刺激能促进局部血液循环和淋巴循环，增强巨噬细胞的吞噬功能，提高机体的免疫功能；同时，还可以刺激大脑皮质，降低神经系统的兴奋性，具有一定的镇静止痛作用。

中医认为，心脏病患者多存在气虚或阳虚，表现为气血运行无力、局部寒凝痰阻、气滞血瘀。中医在治疗心脏病时，除了辨证用药以外，还可根据病情，选择一些具有补益温通作用的外治法配合治疗。因此，只要中医辨证合适，心脏病患者是可以进行艾灸、热疗的。

目前，中医外治法，如艾灸、推拿、平衡火罐、中药热罨包、熏洗疗法、浴足疗法、耳压疗法、中药穴位贴敷等，由于其疗效确切、使用安全、不良反应小等优点已在临床上广泛应用于冠心病、心律失常、心力衰竭、高血压病等多种心脏疾病患者。

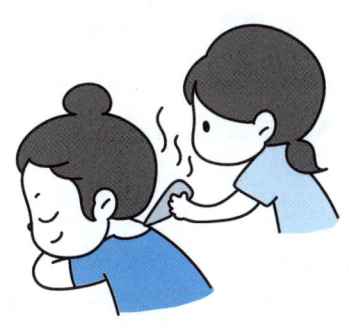

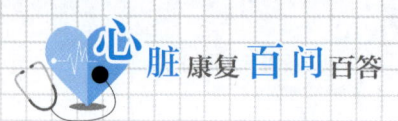

高血压病患者可以进行中药足浴吗?

中医理论认为,人体的足部有丰富的穴位,中药足浴法可使药性通过穴位直达脏腑,起到疏通经气、调理气血、调节脏腑功能的作用。所以从理论上来说,高血压病患者是可以进行中药足浴的。

高血压病患者通过正确的方法进行中药足浴,可以改善头晕、头胀、失眠等症状。"邓老沐足方",是由著名国医大师邓铁涛教授总结出了一首沐足方剂。此方可养肾疏肝降压,改善足底经络气血运行,改善脏腑功能。此药方组成为:

怀牛膝、川芎各30克,白芷、钩藤、夏枯草、吴茱萸、肉桂各10克。

高血压病患者可将上述药物用水煎取适量,凉至温度适宜,在晚间睡前泡脚,可消除疲劳、促进睡眠、养肾疏肝,从而辅助降压。

日常生活中,一些高血压病患者泡脚时会出现头部不适,这可能与泡脚时足部的局部血液循环加快、血流回供脑部过多有关。有时还可能引起血压暂时性升高,出现头胀、头痛、胸闷等不适。所以,从谨慎安全的角度出发,建议高血压病患者在征求医师意见后再决定是否进行中药足浴。

此外,足部有炎症、皮肤病、外伤或皮肤烫伤者,患有出血性疾病、孕妇及对温度感应迟缓的糖尿病周围神经病变患者不宜沐足。

中药沐足注意事项

- 温度要适中(最佳40~45℃),不宜过烫;时间不宜过长,应在30~40分钟为宜;部位不宜超过膝关节;
- 饭前、后30分钟不宜进行足浴;
- 外用中药禁止口服;
- 出现脚起泡,或局部皮肤发红、瘙痒等应停止足浴治疗;
- 泡脚器具用后每天最好在阳光下晒干,防止细菌滋生。

高血压患者日常可以对哪些穴位进行按摩保健？

穴位按摩是一种非常适合患者在家自行实施的保健方法。它通过按摩刺激人体特定的穴位，激发人的经络之气，以达到通经活络、调整人的机能、祛邪扶正的目的。

高血压患者日常可以进行按摩的穴位

穴位	功能主治	位置	按摩手法
风池	伤风感冒、头痛眩晕、发热、颈痛等	颈部两条大筋外缘的陷窝中，即发迹的凹陷处，与耳垂齐平	拇指分别按同侧穴位，同时揉按，每次5~10分钟，以有酸胀感为宜，早晚各一次
内关	伤风发热、意识不清、心痛、眼红等	掌心对自己的脸，从手腕根部向上三横指，正中的两根筋之间的凹陷处	先左后右，用拇指按压穴位，每次揉按5~10分钟，以有酸胀感为宜，早晚各一次
曲池	胸闷、心烦、中风、半身不遂、怕风、疼痛等	肘关节弯夹成直角，夹出的横纹的外侧（即拇指所在侧）头处	先左后右，用拇指按压穴位，每次揉按5~10分钟，以有酸胀感为宜，早晚各一次
天柱	头昏脑胀、眩晕头痛、头沉重感、视物不清楚、颈部僵痛	后颈部，两条粗大肌肉外缘凹陷内	低头，拇指分别按同侧穴位，同时揉按，每次5~10分钟，以有酸胀感为宜，早晚各一次
涌泉	胸闷、颈痛、视物旋转、烦心、心痛、胸部发热感等	足底，二趾三趾之间的缝纹头端与足跟连线，取前1/3与后2/3交点	把右腿放在左腿上，右手扶住脚背，左手按揉穴位，每次5~10分钟，以有酸胀感为宜，然后换对侧按压。早晚各一次
太冲	胸痛、心痛、疲劳、浮肿等	足背，第一跖骨间隙的后方凹陷处	先左后右，用拇指按压穴位，每次揉按5~10分钟，以有酸胀感为宜，早晚各一次

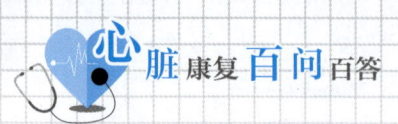

冠心病患者日常可以进行哪些穴位按摩保健？

穴位按摩是一种有效的辅助治疗冠心病的保健手段，适合冠心病患者自己进行或是家属帮助实施。冠心病患者的穴位按摩多选取手少阴心经、手厥阴心包经的穴位，以起到疏通气血、强心止痛的效果。

冠心病患者日常可以进行按摩的穴位

穴位	功能主治	位置	按摩手法
神门	心痛、心烦、惊慌、心乱、气短、手臂发凉等	掌心对自己，手腕根部横纹上，小指延伸下来的那条筋往拇指那侧的凹陷处	先左后右，用拇指按压穴位，每次揉按5~10分钟，以有酸胀感为宜，早晚各一次
内关	伤风发热、意识不清、心痛、眼红等	掌心对自己，从手腕根部向上三横指，正中的两根筋之间的凹陷处	先左后右，用拇指按压穴位，每次揉按5~10分钟，以有酸胀感为宜，早晚各一次
劳宫	中风、手麻痹感、胸胁部疼痛、心烦、口渴、嗳气、气上冲感	掌心对自己，握紧拳头，中指尖接触手掌心处（在第2、3掌骨之间）	先左后右，用拇指按压穴位，每次揉按5~10分钟，以有酸胀感为宜，早晚各一次
膻中	胸痛、气短、吞咽困难、打嗝、胸中堵塞感等	胸部，当前正中线上，两乳头连线的中点	正坐或仰卧，以右手食、中、无名三指并拢按压本穴，顺时针、逆时针各揉按3-5分钟，早晚各一次

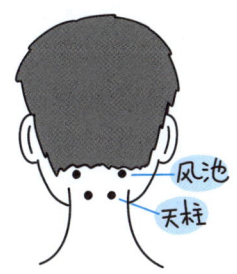
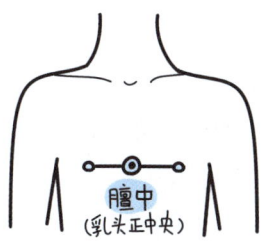
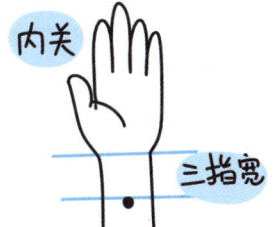
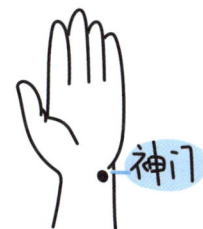
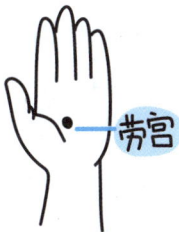
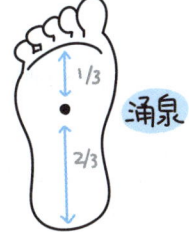
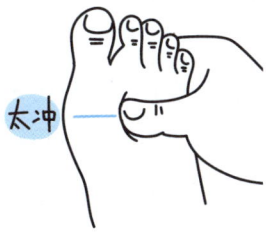
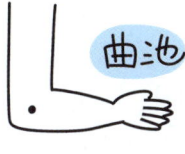

穴位图示

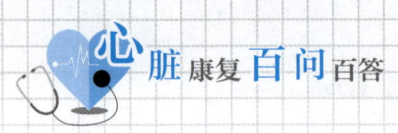

心律失常患者可以进行的中医外治法有哪些？

心律失常患者在药物或手术治疗的同时，可以适当配合中医外治法以防病保健。如在治疗中出现头晕、心悸加重、胸痛、疼痛等不适时，及时停止，并尽快就诊咨询专科医师。

现列出几种常用的中医外治法以供酌情选用。

◎ 耳穴压豆

耳穴压豆是将王不留行籽贴敷耳穴上，局部适度地按揉，起到刺激穴位的效应。每次取一侧耳穴3~4穴，每日按压4~5次，隔2~3天换贴一次，两耳交替，发作时亦可按压。

推荐耳穴穴位：心、神门、交感、皮质下、内分泌、胸、小肠等。

◎ 艾灸疗法

艾条灸：使用艾条点燃后在穴位上熏灸，艾条与穴位保持一定距离，以皮肤温热感为宜，避免烫伤。每次选取1~5穴，每穴灸治10分钟，每日1~2次。或选用灸器灸：胸背部穴可用温灸盒或固定式艾条温灸器灸，四肢穴可用圆锥式温灸器灸疗。

推荐穴位：神阙、关元、膻中、肾俞、命门、足三里、厥阴俞、气海、心俞等。

◎ 穴位按摩

在家可使用指按揉法在穴位处操作，每穴约3分钟，按揉同时配合深呼吸。同时，可用手掌横擦前胸部或背部，以透热为度。

推荐穴位：内关、膻中、心俞、膈俞、厥阴俞、间使、三阴交、劳宫等。

◎ 气功导引

可练习六字诀。其六字是"嘘、呵、呼、呬、吹、嘻"，通过呼吸配合发音进行锻炼。可单独或组合运用，视具体情况辨证施功。